# YO SÍ QUE ME CUIDO

PATRICIA PÉREZ

# YO SÍ QUE ME CUIDO

TRUCOS Y RECETAS FÁCILES Y NATURALES
PARA MANTENERTE GUAPA

**AGUILAR**

Primera edición: abril de 2016

© 2016, Patricia Pérez
© 2016, de la presente edición en castellano para todo el mundo:
Penguin Random House Grupo Editorial, S.A.U.
Travessera de Gràcia, 47-49. 08021 Barcelona

Fotografía y diseño: Cuco Cuervo

Printed in Spain - Impreso en España

ISBN: 978-84-03-50273-4
Depósito legal: B-3517-2016

Impreso en Gráficas 94, S.L. Sant Quirze del Vallès (Barcelona)

AG 0 2 7 3 4

Penguin
Random House
Grupo Editorial

# DEDICATORIA

.......................................................................................................

A mi madre y mis abuelas, por inculcarme el mundo del cuidado
personal con tanto cariño, y a mi marido, Luis, por seguir siendo el
mejor hidratante y nutriente para mi vida.

«La mayor de las locuras está en sacrificar la salud
para cualquier otro tipo de felicidad».
**ARTHUR SCHOPENHAUER**

# ÍNDICE

# INTRODUCCIÓN

¿Y qué hace una persona como yo escribiendo un libro de cosmética natural? Ya se ha convertido en un clásico que mis libros comiencen con esta pregunta, planteándome y planteándote por qué escribo un libro sobre una temática determinada, bien sea la alimentación, la cocina o, en este caso, la cosmética. Yo también me lo pregunto porque, después de tantos años dedicándome a la televisión, no deja de sorprenderme el giro que ha dado mi carrera, y no solo porque pertenezca a un ámbito totalmente distinto sino por todo lo que estoy descubriendo y por las satisfacciones que me está dando. Pero voy a contestar a la pregunta. Como en los dos libros anteriores, lo que te quiero contar es mi experiencia personal con el mundo de las cremas, los aceites y todo lo que tiene que ver con el cuidado externo.

Siempre he sido una enamorada de mis momentos de cuarto de baño. Estar en el baño con mi música, mis productos para el pelo, para la piel, para las uñas. Sí, lo reconozco, es una de mis estancias favoritas de la casa porque me gusta cuidarme, como a muchísimas personas (o eso quiero creer yo) y, no solo me gusta, es que además me divierte. Ponerme cremas en el cuerpo y en el pelo, o cualquier producto que sirva para encontrarme mejor.

Puedo decir que lo he probado casi todo en cuestión de cosmética. Que veía el anuncio de una nueva crema, ahí estaba yo en la tienda la primera para comprarla. Que veía en una revista que había salido un nuevo aceite para la piel, era la primera en tenerlo. Que me recomendaban un nuevo anticelulítico, en cuestión de segundos formaría parte de lo que tengo en el baño. Al ser presentadora, he tenido que cuidar mucho mi físico para estar radiante delante de la cámara y cualquier ayuda era buena. Lo he probado todo, cremas para pieles grasas, secas, mixtas (era carne de cañón para las vendedoras), cremas que daban frío, cremas que daban calor, cremas con olor, cremas sin olor, sérums, mascarillas de noche, mascarillas de día... Vamos, se podía decir que era una perfumería andante. El problema era que ninguna me iba lo suficientemente bien como para que le fuese fiel e incluso alguna me provocaba reacciones en el cuerpo, signos que demostraban que me sentaban mal: picores, rojeces, eccemas o granitos en algunas zonas y algún que otro síntoma más grave como asma, e incluso desajustes hormonales. Sí, una crema te puede sentar muy mal, y hay veces que pensamos que se debe a otras cosas y puede deberse a algún producto que te estés poniendo en la piel. Por este motivo, después de mi problema con la alimentación que conté en *Yo sí que como* me empecé a preocupar, aparte de lo que comía, de lo que me ponía en mi piel.

## INVESTIGANDO LO QUE ENTRA POR LA PIEL

Después de ser consciente de los efectos que la comida podía tener en mi salud empecé a pensar que por qué no iba a hacerlo cualquier producto cosmético que absorbiera mi piel. Es verdad que no penetra en el cuerpo de forma tan directa como por la boca, pero algo sí que entra en el organismo y hay que saber qué es y cómo nos afecta. Empecé a leer los ingredientes, a investigar, y descubrí que había más de seis mil componentes químicos. Algunos de ellos controlados y otros no tanto. Este dato me hizo plantearme por qué me aplico ese tipo de productos en la piel o en el pelo a diario. He leído una estadística seria que dice que las mujeres nos ponemos una media de doce productos al día para nuestro cuidado personal, y los hombres, siete, aunque, si me apuras, dentro de poco nos adelantan. Así a bote pronto dirás: «¡Qué exageración!», pero haz un repaso mental y te darás cuenta de que es cierto. Si contamos entre jabón, crema de día, maquillajes, laca, espuma, esmalte de uñas, crema para el cuerpo, crema de noche, sérum... ¿a que salen las cuentas? Todos estos productos nos los ponemos sobre la piel, que es un órgano del cuerpo como otro cualquiera, con lo cual afecta a nuestra salud. Puede ser para bien, pero también puede ser para mal, por eso hay que tener cuidado. No hay que alarmarse pero sí hay que fijarse. Y hay que ponerse serio porque, como te he contado en mis otros libros, nuestro cuerpo no está formado por «partes» independientes, es un todo que está compuesto por órganos que están de una u otra forma unidos entre sí, con lo cual, lo que le pasa a una de esas «partes» le afecta a todas las demás a la larga. Y lo que te pones en la piel afecta también al resto del cuerpo. Esto es así porque a través de nuestra piel las sustancias penetran en el cuerpo y pueden llegar a la sangre (y a la linfa) en unos quince minutos más o menos, dependiendo, por ejemplo, del tamaño molecular de los ingredientes, de la temperatura o del estado de la piel en el momento de contacto. Influyen, por tanto, queramos o no, en nuestro metabolismo.

Al ir estudiando y conociendo todos estos datos, empecé a tomarme más en serio el mundo de las cremas y decidí apuntarme en un curso de cosmética natural para hacer mis propios productos sin dejar de utilizar algunos artículos convencionales de grandes laboratorios que estaban muy bien. Después de este curso vinieron otros y, al final, me enganché totalmente. Lo mejor de todo es que, aparte de cuidarme, me divertía un montón. Porque hacer tú las mezclas o prepararte tus propias cremas se puede convertir en un pasatiempo, y hasta en un hobby, con el que disfrutar mucho. Yo he de decirte que lo paso realmente bien. Puedes hacer de cualquier martes noche un martes de lujo y el más especial de la semana, o los sábados puedes organizar con tu pareja un spa en casa; incluso, si tienes hijos, les involucras de una manera sencilla y bonita en sus cuidados e higiene personal, que estoy segura, les ayudará a respetarse el día de mañana.

La manera más natural de cuidar la piel es aportándole nutrientes y principios activos, para que ella misma se pueda autorreparar. El hacerme yo misma mis productos cosméticos me ayuda a estar pendiente de mí misma, porque muchas veces vamos tan rápido que no nos miramos, y para tener salud es muy importante ser y tener conciencia de uno mismo. Yo me miro al espejo y observo mi piel, mi pelo, mis manos, mis piernas, incluso mis pestañas, y les doy la atención y los cuidados que me demandan y, por supuesto, se merecen.

No creas que para hacerte tu propia cosmética natural se necesita tener una gran planificación o tener productos raros en casa. Seguro que en tu despensa tienes un montón de ingredientes para cuidarte la piel; por ejemplo, con el aceite de girasol y el limón te quedan unas manos preciosas, con la harina de avena te puedes limpiar la cara divinamente, con las claras de huevo tienes un cierraporos estupendo, con la sal o el azúcar puedes hacerte buenos exfoliantes. Pero esto lo veremos luego en las recetas que te voy a dar.

## MI PIEL ES IMPERMEABLE PERO NO IMPENETRABLE

Esto es algo más que demostrable. Por ejemplo, nos lo han demostrado los desodorantes que contenían aluminio. Sus componentes llegan al sistema linfático y se les ha relacionado con el cáncer de mama; lo mismo pasa con los parches, que se han puesto de moda para dejar de fumar o, incluso, para adelgazar. Como te he dicho al principio, hay más de seis mil sustancias en el mercado de la cosmética y muchas están controladas y se las conoce bien, pero otras muchas son sustancias que se comercializan sin tener demasiada información sobre sus posibles efectos en nuestra salud, sobre todo porque el efecto de estas sustancias se acumula en el cuerpo, a veces en el tejido adiposo o también en distintos órganos como el hígado o los riñones. Y no solo eso, sino que también tienen consecuencias sobre el medio ambiente y esto es algo que me preocupa y procuro respetar.

De todos modos, aparte de hacerme mis productos sigo utilizando alguno de los artículos convencionales de cosmética pero lo que tengo muy claro es que al comprar esta o la otra crema no me condiciona ni su publicidad ni su embalaje, lo que de verdad hace que me decida son sus ingredientes y, por eso, los reviso de arriba abajo. Y, como te dije respecto a las etiquetas de los alimentos, no es tan complicado leerlas y, poco a poco, se va aprendiendo.

Cuando viajo, investigo mucho sobre los productos cosméticos que hay en cada zona que visito. Me encanta descubrir cuáles son las plantas o aceites más utilizados según el sitio donde esté, ya que, como en la alimentación, cada lugar cuenta con sus ingredientes específicos y en cada estación nuestra piel demanda unos cuidados especiales.

# CAPÍTULO 1
# ¿POR QUÉ EMPECÉ A HACERME MI PROPIA COSMÉTICA?

## LOS CONSEJOS DE MI MADRE

Desde que soy pequeña recuerdo a mi madre utilizando todo tipo de productos para protegernos la piel y el pelo. Tanto a mis hermanas como a mí, antes de ir al parque, nos llenaba la cara de crema, y al ir a la playa, ya ni te cuento; nos decía: «Ya me lo agradeceréis».

Mi abuela y mi madre siguieron dándonos consejos según íbamos creciendo. Mi abuela, que era muy coqueta, decía que no importaba que una no tuviera maquillaje, que con una barra de labios se pueden hacer maravillas y, a día de hoy, doy fe. Nunca voy sin la barra de labios en el bolso. Otro consejo de mi madre que se me ha quedado a fuego es que antes y después de ir a la playa nos pusiéramos aceite en las puntas del pelo para que no se nos abrieran, consejo que sigo llevando a cabo. Todos estos consejos que hemos recibido alguna que otra vez de nuestras madres y abuelas se pueden considerar nuestra entrada en la cosmética natural.

## LA PEREZA DE DESMAQUILLARSE

Todo lo bueno y divertido que tiene la cosmética, sobre todo el maquillaje, lo pierde el hecho de tenértelo que quitar. La ilusión que genera ponerse frente a un espejo, con tiempo suficiente (porque no hay nada peor que maquillarse con prisa), y empezar a aplicarte tu base, tus sombras, tu rímel... desaparece por completo cuando hay que quitarse todo, antes de meterte en la cama.

Yo me maquillo muy poco. Bueno, mentira. Al trabajar en la televisión siempre me han maquillado y me han peinado bastante. Lo que quiero decir es que yo no me maquillo mucho en mi vida personal diaria. Creo que es no porque no me guste una cara maquillada, sino por la pereza que me da desmaquillarme. Es una lata aplicarse la crema limpiadora, el tónico o el producto para los ojos, cuando además tienes mucho sueño y lo que más deseas es acostarte. Al final te vas a la cama una hora después de entrar al baño y encima a la mañana siguiente, cuando te miras al espejo, ves reflejado a un clown. Yo he trabajado muchos años en programas diarios y me di cuenta a los 30 años de que mi piel estaba un poco reseca, y de verdad que no paraba de ponerme hidratantes y nutritivas de las mejores marcas, pero aun así, cuando iba a algún centro estético, siempre me decían: «Te falta luminosidad». ¡Qué rabia me daba!

Todo cambió el día que mi madre me preguntó, en ese tono que anticipa un no por respuesta: «Patricia, ¿tú te estás cuidando la cara?». ¡Me quedé chafadísima! «¿Perdona? Pero ¡si me gasto dinerales en ella! Voy a que me limpien la cara y me pongo las cremas más caras». La siguiente pregunta de mi madre fue: «Pero ¿te desmaquillas bien?». Ahí no le pude decir que sí porque reconocí que a veces la pereza me ganaba. Como en los juicios, mi madre dijo el famoso «Ya no tengo más preguntas, señoría». En mi defensa puedo decir que yo me maquillaba dos veces al día, porque en esa época hacía dos programas diarios y los fines de semana también trabajaba. A eso había que sumarle los bolos y las presentaciones para empresas privadas y, claro, aparte de agotada, estaba harta de tenerme que pasar una hora desmaquillándome y muchas veces no lo hacía correctamente. Total, que tras la afirmación de mi madre en forma de pregunta, me dije: «Si quieres un cambio, cambia». Y eso es lo que hice. Lo primero, otra actitud a la hora de desmaquillarme, simplemente, siendo consciente de que era igual de importante ponerse que quitarse. Lo segundo, seguí su consejo con el producto que ella utilizaba. Yo, que tenía de todo en el baño, no tenía la piel bien; ella, que solo utilizaba aceite de almendras, la tenía resplandeciente y con cuarenta años más que yo. El aceite de almendras para desmaquillarme fue la primera «receta» de cosmética natural que usé. Como había empezado con un nuevo ritual, que a día de hoy conservo, de desmaquillarme los ojos con aceite de almendras (menudo cambio en todos los sentidos), le añadí otros dos que consistían en ponerme una mascarilla en el pelo y aceite en las uñas por la noche. Una de las primeras cosas que noté es que iba encantada a desmaquillarme porque, como eran productos que elaboraba yo (aunque poco había que hacer), pues me fijaba más en cómo iba mejorando mi piel y, sobre todo, me entretenía. Al ver los resultados, al poco tiempo me di cuenta de que iba por buen camino. Desde entonces, decidí seguir haciéndome algunos de los productos que me iba a aplicar por el cuerpo.

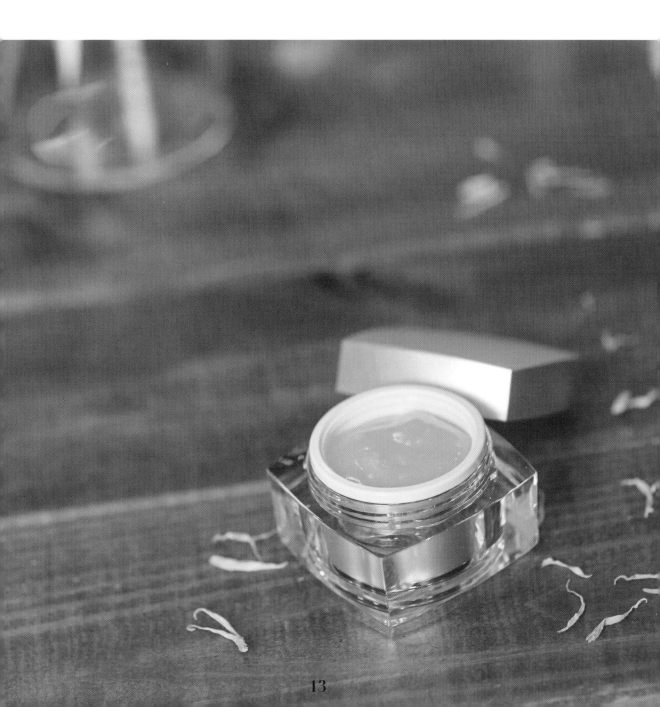

# CAPÍTULO 2
# ¿QUÉ ES LA COSMÉTICA?

## DEFINICIÓN DE COSMÉTICA

La cosmética es la técnica para el cuidado o embellecimiento del cuerpo, para lo cual se utilizan los productos destinados a la limpieza, cuidado y embellecimiento de la piel o el cabello. Según la Administración de Alimentos y Medicamentos de los Estados Unidos (FDA), los cosméticos son: «Las sustancias destinadas para ser aplicadas en el cuerpo humano para limpiar, embellecer o alterar la apariencia sin afectar a la estructura del cuerpo o funciones».

El reglamento europeo 1223/2009 define los productos cosméticos como «toda sustancia, o mezcla, destinada a ser puesta en contacto con las partes superficiales del cuerpo humano (epidermis, sistema piloso y capilar, uñas, labios y mucosas bucales) con el fin exclusivo y principal de limpiarnos, perfumarnos, modificar nuestro aspecto, protegernos, mantenernos en buen estado o corregir olores corporales».

## QUÉ ES LA COSMÉTICA BIO

Dentro del mundo cosmético podemos encontrar la cosmética convencional y la cosmética bio, que cada día está más de moda. A la cosmética bio también se la llama eco, natural, orgánica, etcétera. A grandes rasgos, cuando en un producto pone el logo BIO nos indica que el 95 por ciento de sus ingredientes son naturales o de origen natural, de los cuales un 5 por ciento proceden de la agricultura ecológica, y puede haber un máximo del 5 por ciento de ingredientes de síntesis autorizados.

Cuando leemos ECO, nos indica que el 95 por ciento de los ingredientes son naturales o de origen natural, es decir, que el 10 por ciento de los ingredientes certificables proceden de la agricultura ecológica y que como máximo el 5 por ciento es a base de ingredientes de síntesis.

Realmente todo depende del sello que tenga, porque no todos quieren decir lo mismo.

## ¿QUÉ LLEVA LA COSMÉTICA?

Los productos cosméticos llevan un montón de ingredientes, unos buenos y otros no tan buenos. Una de las primeras cosas que aprendí es que aunque en un envase ponga: «testado dermatológicamente», esto no quiere decir que sea bueno y que no esconda ningún tipo de peligro. Tampoco te puede dar toda la seguridad el término «hipoalergénico», tan popular en artículos de cosmética. Yo pensaba que lo de «hipoalergénico» quería decir algo así como que «no tiene perfumes artificiales», y me los compraba con tranquilidad porque las fragancias sintéticas son las que, estadísticamente, más alergias pueden causar. «Hipoalergénico» significa que el riesgo de provocar reacciones alérgicas es muy bajo pero en ningún caso compromete al fabricante.

Te repito y lo haré mil veces, es fundamental que leas bien los componentes de todos los productos que utilices porque la piel puede llegar a absorber el 60 por ciento de los ingredientes que aparecen en la etiqueta y, una vez dentro del organismo, quizá se vayan al tejido graso porque nuestro organismo no los sabe utilizar.

Con esto no quiero meterte miedo a la hora de comprar productos cosméticos, porque existe la cosmética de calidad que se puede comprar en cualquier gran almacén. Pero es muy importante leer la etiqueta.

## QUÉ DIFERENCIAS HAY ENTRE LA CONVENCIONAL Y LA BIO

A la hora de diferenciar la cosmética convencional de la casera no nos tenemos que dejar llevar solo por lo que dice la publicidad o por la información que contiene el bote del producto. Para saber si es BIO tendremos que buscar un sello oficial que lo certifique. Hay diferentes sellos que nos certifican que el producto que lo tiene es BIO. Los sellos más importantes son BHID, EcoCert o NaTrue. Tienen nombres diferentes porque proceden de distintos países, por ejemplo, el sello BHID es alemán, EcoCert es francés y NaTrue es una asociación de fabricantes de marcas de cosmética econatural; su sello es uno de los más exigentes, completos y consecuentes en cosmética natural y cosmética bio. Otro sello es el de la asociación ecológica Demeter. Es una certificación independiente. Se aplica tanto a la agricultura ecológica como a los aceites esenciales elaborados a través de un método de producción biodinámico de agricultura.

Hay que tener en cuenta que la cosmética ecológica o biológica al cien por cien no existe, y si existe es prácticamente imposible de encontrar ya que los excipientes o aditivos suelen ser convencionales, pero la diferencia entre una y otra es muy grande.

## INGREDIENTES QUE HAY QUE MANTENER TODO LO LEJOS QUE SE PUEDA

Hay algunos ingredientes en la cosmética natural con los que hay que andarse con especial cuidado. No quiero alarmar a nadie, pero sí que es mejor si los utilizamos poco, porque a la larga pueden ser dañinos.

### ACEITES MINERALES

Aunque no suenen peligrosos, no tienen nada que ver con sustancias nutrientes ni sales, sino que se trata de un producto muy barato derivado del petróleo. Mejoran la textura de las cremas haciéndolas parecer más finas y sedosas pero no tienen beneficios destacables; al contrario, pueden tapar los poros bloqueando la respiración celular. Además, extraen la humedad de la piel, desecándola, impidiendo que los principios activos de los aceites esenciales penetren en ella.

### COLORANTES

No solo sirven para darle un aspecto acaramelado a las cremas y geles sino que son el principal componente de los maquillajes. Los componentes con los sufijos -anilin, -anilid, como el Acetanilid, delatan un colorante especialmente tóxico.

### SUSTANCIAS HALOGENORGÁNICAS

Son mezclas de cloro, yodo y bromo. Es un antitranspirante convencional muy utilizado en los desodorantes. En general, causan alergias, además de que suponen una grave contaminación al medio ambiente porque no son biodegradables.

### FRAGANCIAS ARTIFICIALES

Su gran problema es que una vez en contacto con la piel pueden influir en el equilibrio hormonal. Según algunos estudios, son sospechosos de influir en el cáncer. En forma de perfume, desodorante o inhibidores del sudor llegan a la piel, donde el sudor descompone las materias que se acumulan en las células hasta el punto de que en análisis de leche materna se llegan a registrar contenidos de estas sustancias tóxicas y sospechosas de generar cambios genéticos.

## CONSERVANTES

Los conservantes como los parabenos son falsos estrógenos que pueden penetrar en la piel. Destacaría los químicos símil-estrogenos, que están relacionados con el cáncer de testículos y de mamas y con la reducción de esperma. La hidantoína DMDM, la urea imidazolidinil y el quaternium 15 pueden producir incomodidad en las articulaciones y dermatitis de contacto. Y, por último, el triclosan antibacteriano se encuentra en los geles, el cual no siempre consta en las etiquetas y algunas veces lo ponen con el nombre 5-clorofenol; su fabricación e incineración produce toxinas.

## PROTECCIÓN SOLAR

Es un problema encontrar sustancias que protejan de los rayos solares dañinos. Antiguamente se utilizaban filtros minerales a base de óxido de titanio y óxido de zinc, pero al ser caros se han ido reemplazando por oxibenzona, benzofenona, methoxydibenzoylmethane o dibenzoylmethane. Son filtros químicos que pueden causar alergias en cadena. Son aditivos que no solo aparecen en productos solares, sino en todo tipo de cremas y tratamientos con retinol.

## ESENCIAS ARTIFICIALES

Para mí es lo más peligroso. Son mucho más baratas que las naturales y se han identificado como contaminantes encontrados en nuestro organismo. La normativa europea de enero de 1997 sobre etiquetado de cosméticos establece que estos deben estar listados en el envase de estos productos según nomenclatura de la INCI (Internacional Nomenclatura of Cosmetic Ingredients), en orden descendente de concentración hasta el 1 por ciento y en cualquier orden por debajo del 1 por ciento. Se sigue una serie de reglas acordadas, como la no diferenciación de los componentes de los perfumes.

Al hacerte tú tu propia cosmética evitas perder tiempo en leer etiquetas y dudar de si llevan cosas que no sabes lo que son. Está claro que de vez en cuando no pasa nada por utilizar productos convencionales; igual que nos damos un capricho gastronómico, también lo podemos hacer estético pero yo no suelo abusar ni de lo uno ni de lo otro.

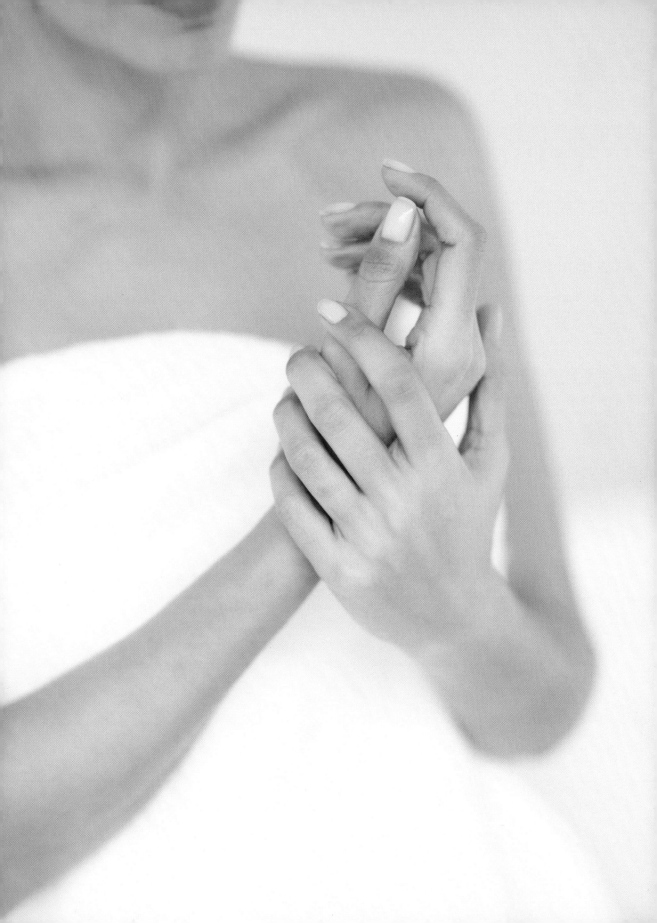

# CAPÍTULO 3
# CÓMO INFLUYE LA COSMÉTICA EN TU CUERPO

## TODO ESTÁ CONECTADO

La piel tiene millones de terminaciones, nerviosas, lo que nos indica, una vez más, que nada en el cuerpo está aislado. Poco a poco este tipo de afirmaciones se van teniendo más en cuenta, aunque desde hace mucho tiempo lo hayan demostrado terapias como la reflexología podal, la acupuntura, el reiki, la terapia cráneo-sacral, los meridianos o la auriculoterapia. Eso de que si tú te tocas el dedo gordo del pie lo nota tu epífisis, para mí es completamente cierto.

La piel es la gran barrera protectora, la que nos aísla del exterior, pero no de una manera hermética sino permitiéndonos interactuar con el entorno. La piel no es algo que nos envuelva, sino que es un órgano, el más grande que tienes. Inerva todo el cuerpo gracias a los vasos sanguíneos o a las terminaciones nerviosas, por eso, en la medida de lo posible, intento que lo que aplico a mi piel sea igual de sano que lo que como, porque también tiene mucho que ver con mi salud.

## TE PRESENTO A TU PIEL

La piel hace cosas tan importantes como ayudarnos a mantener una temperatura constante, impedir la pérdida excesiva de minerales, metabolizar y almacenar grasa. Aunque no lo parezca porque aguanta mucho, la piel es un órgano muy sensible que realiza diversas actividades.

Tiene de todo. Para que te hagas una idea de la magnitud de la piel, voy a aportar unos datos que dejan ver su relevancia. Solo en 6,5 centímetros cuadrados de piel hay: 65 cabellos, 9.500.000 células, de 95 a 100 glándulas sebáceas, 17 metros de vasos sanguíneos, 650 glándulas sudoríparas, 70 metros de nervios, 78 terminaciones sensibles al calor, 1.300 terminaciones nerviosas para registrar el dolor, 19.500 células sensoriales en los extremos de las fibras nerviosas, de 160 a 165 terminaciones de presión para la percepción de estímulos táctiles y algunas cosas más.

La piel se divide en tres capas: la epidermis o superficial, la dermis o intermedia y la más profunda, o capa subcutánea. A ella llegan arterias, venas, nervios sensoriales, tiene glándulas sudoríparas, folículos capilares y glándulas sebáceas.

A la epidermis no llegan los vasos sanguíneos pero sí muchas terminaciones de nervios que son los que delatan nuestros hábitos de vida. Por esas terminaciones vamos a saber si nos hemos cuidado o no, si hemos tomado el sol, si comemos mucha carne roja, si bebemos poca agua, si comemos frutas, si dormimos lo suficiente y un montón de cosas más.

La piel es muy resistente porque está hecha a base de queratina, una proteína que, al igual que las uñas y el pelo, es resistente al agua y a algunos productos químicos. Es realmente nuestra protectora, nuestro escudo.

Justo debajo de la epidermis se halla la verdadera piel, la dermis (o corion), que es una capa de tejido conjuntivo y elástica. Sus componentes principales son el colágeno y la elastina, que son las fibras que le dan a la piel su fuerza y resistencia. Muchos estudios dicen que las arrugas comienzan cuando la elastina pierde su estructura porque esto hace que la piel se afloje. Aunque otros dicen que es por la degeneración del colágeno, la proteína que le da a la piel su forma y fuerza. Dos versiones diferentes, pero todos los expertos están de acuerdo en que la humedad y la hidratación son fundamentales para que la matriz del colágeno y la elastina no pierda su capacidad de mantenerse tonificada. Es decir, que la piel tiene que estar hidratada sí o sí.

La última capa de la piel, la subcutánea o subcutis, es una capa de grasa o adiposa situada por debajo de la dermis y conecta con el tejido muscular adyacente, por eso, no es bueno para la piel tener poca grasa. La grasa, aunque te parezca mentira porque estamos todo el día luchando para eliminarla, ayuda a que los cimientos de nuestra piel sean fuertes.

## CÓMO INFLUYE LA COSMÉTICA EN NUESTRA SALUD

Todo influye para que nos encontremos mejor. Cuidarnos la piel no es una cuestión meramente de apariencia física, tiene mucho que ver con nuestro estado de ánimo. Estar bien ayuda a ser positivo y estar de buen humor.

La piel es un órgano del cuerpo y como está vivo necesita sus cuidados. Necesita que se la hidrate con agua y que se la nutra con vitaminas, minerales, proteínas, grasas e hidratos de carbono, pero también necesita que se la limpie porque tiene desechos por estar en contacto con el exterior (con todo lo que eso conlleva de polución, polvo, etcétera), y necesita eliminarlos.

Uno de mis rituales favoritos es pasarme un guante de crin en seco y en ayunas. Este simple ejercicio, en el que no tardas ni cinco minutos, potencia la humedad natural de la piel porque estimula las glándulas sebáceas, aunque no lo parezca. También la exfolia porque retira las células muertas, mejora la circulación y activa el sistema linfático potenciando la eliminación natural de residuos.

Como os conté en *Yo sí que como,* todos los órganos están conectados, por lo que tener la piel limpia hará, por ejemplo, que tus riñones o pulmones trabajen mejor. No debes olvidar que la piel, junto con los pulmones, los intestinos, el hígado y los riñones son los órganos de eliminación.

La limpieza es extremadamente importante para que tus poros no se cierren ni obstruyan evitando así la aparición de puntos negros o incluso de acné, o falta de oxigenación, sobre todo si te maquillas.

Otra cosa muy importante para mí de la cosmética es que es un proceso de cuidado de la persona. Cuando utilizas tus limpiadores, tus hidratantes o tus nutritivas, tomas conciencia de ti misma. Mimarse nunca está de más. Somos algo más que un físico, más que apariencia, nuestros sentimientos o pensamientos son muy instintivos, por eso, si te cuidas, te tratas con cariño y te prestas atención, los mensajes que le llegan a tu yo más profundo te fortalecerán. Potenciarán tu sistema inmunológico, tu gran aliado para pelear contra todo lo que no te haga bien. Si te cuidas, generarás endorfinas y liberarás estrés, en definitiva, serás más feliz.

Si el cuidado lo haces con buenos productos, ya los hayas hecho tú o un laboratorio, todos los beneficios se potenciarán.

# CAPÍTULO 4
# ¿QUÉ PRODUCTOS NECESITAMOS PARA HACERNOS NUESTRA COSMÉTICA CASERA?

Te voy a presentar los productos que vamos a necesitar para las recetas que te propongo para hacer tu propia cosmética. Te los voy a presentar uno a uno para que los conozcas bien antes de usarlos. Algunos te serán muy familiares, otros te parecerán complicados, otros no los habrás oído nunca, pero todos son muy fáciles de conseguir, así que no te asustes. Con el tiempo espero que todos te suenen familiares.

## AGUA

Es el ingrediente más utilizado en cosmética. Es esencial para la vida y para la salud del cuerpo. Lo mejor es utilizar agua mineral de calidad, es decir, que no contenga metales pesados (como mercurio o plomo), ni hidrocarburos como el benceno, pero si no la tienes opta por hervirla y luego deja que se enfríe antes de utilizarla, así nos aseguramos de que no haya bacterias ni nada que altere el resultado final de la crema.

## PLANTAS

Se utilizan un montón de plantas para la confección de la cosmética. La acción de las plantas va a venir determinada por su distinta composición en principios activos.

-**Plantas con acción depurativa.**

Estimulan la eliminación de orina (diuresis) ayudando así a la eliminación de sustancias tóxicas del torrente circulatorio. Son plantas ricas en sales minerales como el potasio y el silicio. Depuran el organismo, son la bardana, el cardo mariano, la ortiga verde, el maíz o la dulcamara, entre otras.

-**Plantas con acción antiséptica.**

Ricas en aceites esenciales con propiedades antisépticas, desinfectantes y analgésicas en algunos casos. Están el romero, el hisopo, el nogal o la salvia.

-**Plantas con acción astringente.**

Son plantas ricas en taninos. Actúan contrayendo los tejidos, de este modo disminuyen el exceso de secreciones o cortan pequeñas hemorragias capilares. Poseen acción antiinflamatoria y cicatrizante y actúan reafirmando los tejidos. Están la hamamelis, la ortiga blanca o el lemongrass.

-**Plantas con acción suavizante y emoliente.**

Son plantas ricas en mucílagos. Tienen la propiedad de embeber el agua y así contribu-yen a ablandar y suavizar los tejidos inflamados. Son útiles para inflamaciones, enrojecimientos, picores, irritaciones y para pieles sensibles y secas porque ayudan a mantenerla hidratada. Por ejemplo el malvavisco, el saúco, la malva o la manzanilla.

**-Plantas con acción cicatrizante.**

Favorecen la regeneración epitelial. Por ejemplo, la consuelda estimula la renovación del tejido epitelial y el hipérico tiene acción balsámica, como la caléndula, la milenrama, la consuleda o el aloe vera.

# LOS ACEITES

## ACEITES BASE

Para mí son importantísimos. No solo nutren e hidratan la piel, sino que sus efectos son beneficiosos tanto para otorgarle elasticidad como para influir en su restauración cutánea o en su metabolismo celular. Pueden obtenerse de semillas, frutos secos, legumbres, verduras o frutas. A estos aceites se les suele llamar también «portadores», porque les añadimos los aceites esenciales, los espesantes, las vitaminas, las hierbas, los extractos o lo que necesitemos en ese momento. Esto no quiere decir que no los podamos usar solos o en combinación con otros aceites base para hacer desmaquillantes, aceite de masaje o lo que queramos. Los mejores son los ecológicos extraídos de manera natural, porque son los que aparecen como «sin refinar», «prensado en frío» o «prensado por expulsor».

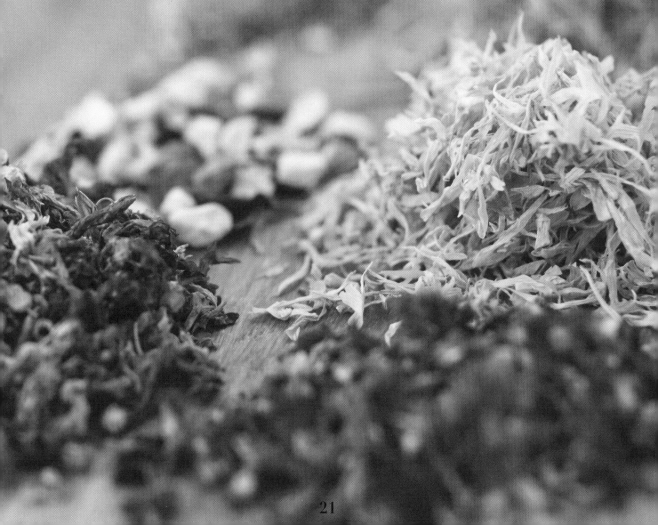

**-Aceite de aguacate *(Persea americana)*.**

Su composición química es muy similar a la grasa natural de nuestra piel, por lo que el cuerpo la acepta muy bien. Además su alto contenido en vitaminas E y D estimula la formación de colágeno. Es un poderoso hidratante por lo que es muy bueno para hacer cremas para pieles secas, escamosas, envejecidas, con eccemas o dermatitis. También tiene efecto antiinflamatorio. Es efectivo para evitar la caspa y para frenar la caída de cabello.

**-Aceite de jojoba *(Simmondsia chinensis)*.**

Sus propiedades son muy parecidas al aguacate. Más que un aceite es una cera líquida. Es excelente para utilizar como aceite facial y capilar por su gran cantidad en vitamina E. Al ser una cera líquida, no se enrancia. Es un aceite polivalente indicado para pieles grasas, secas y muy sensibles.

**-Aceite de albaricoque *(Prunus armeniaca)*.**

Resistente al enraizamiento por su contenido en carotenoides. Esto quiere decir que no se pone malo y no coge mal olor. Tiene una rápida absorción y es muy nutritivo para la piel gracias a la alta concentración de vitamina A y E, omega-3 y omega 6, M. Ideal para la piel de los bebés, al ser bueno para pieles sensibles y delicadas. También es indicado para el contorno de ojos, manchas solares o el estrés. Se puede usar como sérum protector antes de la crema o después del afeitado. Su uso es muy beneficioso tanto para la piel de todo el cuerpo como para su empleo en una mascarilla para el pelo pues facilita desenredarlo. Vamos, una joya.

**-Aceite de almendras dulces *(Prunus dulcis)*.**

Es un aceite base principal para la cosmética natural y es, seguramente, el más utilizado. Es rico en vitaminas B1, B2 y sales minerales tan importantes como el hierro y el calcio. Se utiliza para pieles normales y secas y se recomienda como aceite corporal para bebés y embarazadas.

**-Aceite de argán *(Argania spinosa)*.**

Es rico en vitamina E, fitoesteroles (D7 esteroles) y betacaroteno. Tiene una acción reparadora y regeneradora en la piel. Es uno de los más recomendados para las manchas. Posee propiedades antioxidantes, cicatrizantes y nutritivas. Es un excelente antiarrugas, un gran reestructurante y un muy buen regenerador. Para el pelo va muy bien porque da brillo a los cabellos apagados y fatigados.

**-Aceite de árnica *(Hypericum perforatum Flower Extract in Helianthus Annuus Seed Oil)*.**

El hipérico o hierba de San Juan tiene muchas propiedades. Por ejemplo, es un muy buen antiinflamatorio, antiséptico, antiviral, cicatrizante y estimulante de la circulación sanguínea. También se ha utilizado para masajes en la zona abdominal como calmante. Debido a sus propiedades regenerantes se usa en cosmética para estimular y regenerar la piel madura y cansada. Está indicado para tratamientos de distintos daños de la piel. Después de aplicarse, no se debe tomar el sol porque es fotosensible.

**-Aceite de avellana *(Corylus avellana)*.**

Es muy fluido y penetra con facilidad en la piel sin dejar restos de grasa. Debido a sus propiedades astringentes y reguladoras de la secreción sebácea, es uno de los mejores aceites para pieles grasas con tendencia a los puntos negros, ya que se absorbe con facilidad y no tapa los poros. Se oxida con facilidad por lo que hay que protegerlo de la luz para su conservación.

**-Aceite de babasu *(Orbignya oleifera)*.**

Se parece mucho al aceite de coco y muchas veces es su sustituto en productos cosméticos. Ayuda a equilibrar los niveles de humedad de la piel grasa sin dejar brillo aceitoso. Da elasticidad a la piel y previene estrías. Se recomienda para mujeres embarazadas. Alivia picores en eccemas y psoriasis.

**-Aceite de baobab *(Adansonia digitata)*.**

Especialmente bueno para pieles maduras y secas porque nutre profundamente. Es muy rico en vitaminas buenas tanto para la piel, las arrugas prematuras o el pelo. Está aconsejado para después del afeitado y también para masajes corporales y faciales.

**-Aceite de borraja *(Borago officinalis)*.**

Es un gran regenerador de la piel. Se suele usar en dermatitis atópicas. Evita la pérdida de agua y mantiene la tersura y la suavidad de la piel. Favorece el crecimiento celular. Es muy rico en ácidos grasos gamma-linolénico y linoleico, ambos esenciales porque nuestro organismo no puede producirlos por sí solo, lo que hace necesario su aporte diario a través de la dieta. El ácido gamma-linolénico viene a ser un componente estructural importante de la piel, tan importante que tenerlo ofrece grandes ventajas: reduce las arrugas, alivia la piel irritada, regula la formación de grasa en las glándulas sebáceas, en el cuero cabelludo, es capaz de reducir la caspa, mejora la circulación capilar en la piel, reduce la pérdida de colágeno y mejora el crecimiento de las uñas. El aceite de borago, otra forma de denominarlo, actúa como emoliente y tonificante. Es beneficioso para las afecciones de piel por su contenido en niacina o ácido nicótico.

**-Aceite de caléndula *(Calendula officinalis)*.**

Este aceite ayuda a la regeneración de la piel, por eso se suele utilizar para pieles irritadas o cuarteadas, para los moratones o para después de tomar el sol.

**-Aceite de cáñamo *(Cannabis sativa)*.**

Es rico en ácidos grasos esenciales y proteínas, sales minerales y vitaminas. Ayuda a conservar la fortaleza de las uñas.

**-Aceite de cártamo *(Carthamus tinctorius)*.**

Tonifica la piel cansada y seca. Se utiliza en el ayurveda para las fricciones como analgésico y antifúngico sobre la piel. Tiene propiedades reparadoras, cicatrizantes e incluso de antiarrugas. Viene muy bien para uñas quebradizas y para el pelo si se tiene el cuero cabelludo seco. Es de oxidación fácil, por lo que hay que protegerlo de la luz.

**-Aceite de coco *(Cocos nucifera)*.**

Hace espuma de forma rápida y abundante. Tiene propiedades de filtro solar (insuficiente para pieles blancas). Refresca la piel después del sol. Es bueno para todo tipo de piel, especialmente para las grasas. Se utiliza para jabones y protectores solares. Se usa mucho para erupciones, inflamaciones, quemaduras, infecciones por hongos. Incluso, también, para limpiarse los dientes. Es sólido a temperatura ambiente. Debe utilizarse entre un 20 y 25 por ciento del total de aceite base. Si se usa en mayor proporción puede resecar la piel.

**-Aceite de espino amarillo *(Hippophae rhamnoides)*.**

Tiene una gran cantidad de vitamina E, por lo que es un potente antioxidante que proporciona propiedades protectoras y antiedad, reforzando la estabilidad de la membrana capilar. Es ideal en dermatitis, eccemas o psoriasis.

**-Aceite de germen de trigo *(Tritucum vulgare)*.**

Es también muy rico en vitamina E, por lo que es un poderoso antioxidante, protege contra los radicales libres (envejecimiento) y hace de fotoprotector (aceite protector solar). Evita las arrugas y es muy bueno para las manchas que aparecen después del sol. Es el mejor aceite para aplicar en el contorno de ojos. Actúa como conservante natural cuando se aplica a las cremas (añadir entre un 10 y un 25 por ciento).

**-Aceite de girasol *(Helianthus annuus)*.**

Es muy rico en vitamina E y actúa como antioxidante y antiarrugas.

**-Aceite de granada *(Punica granatum)*.**

Se obtiene de la semilla de la granada. Contiene ácidos grasos poliinsaturados, vitamina E y fitoesteroles, lo que lo convierte en un ingrediente importante en los cosméticos antiedad. Tiene poder calmante, antiinflamatorio, antioxidante, antienvejecimiento, regenerante y reparador, ya que es un potente antioxidante que ayuda a combatir los radicales libres, los efectos de los rayos UV ultravioleta y el estrés. Gracias a su contenido en ácido púnico está muy indicado en tratamientos antiinflamatorios y calmantes. Está especialmente recomendado para pieles maduras. Hay que almacenarlo en un sitio fresco y seco y fuera del alcance de la luz.

**-Aceite de grosella negra** *(Ribes nigrum).*

Es un aceite regenerante y antioxidante que previene el envejecimiento prematuro. Es rico en vitaminas y minerales y tiene un alto contenido en ácidos grasos omega-3. Calma pieles sensibles e irritadas. Fortalece el pelo y ayuda a cerrar las puntas abiertas. Una vez abierto, conservar en el frigorífico porque se oxida con facilidad.

**-Aceite de laurel** *(Laurus nobilis linne).*

Es antibiótico y antifúngico. Limpia, nutre, suaviza y refresca la piel. Es eficaz contra las picaduras de insectos y enfermedades de la piel. Se utiliza para hacer jabón.

**-Aceite de monoï** *(Gardenia tahitensis).*

El aceite de monoï es el ingrediente principal en el masaje polinesio. Posee propiedades hidratantes, suavizantes, nutritivas para la piel y el cabello. También actúa como protector capilar en verano, ayuda a reducir la caspa y prolonga el bronceado.

**-Aceite de nim** *(Azadirachta indica).*

El aceite de nim es probablemente el mejor producto disponible para tratar la psoriasis. Además de hidratar y proteger la piel, ayuda a curar otras lesiones como las pieles escamadas o irritadas por el acné o las espinillas. Se considera que es un aceite muy eficaz contra la caspa y los piojos. Es una fuente natural de vitaminas, minerales y proteínas. Puede ser usado en un porcentaje del 20 por ciento en cutis y cuerpo.

**-Aceite de neguilla o comino negro** *(Nigella sativa).*

Tiene un olor picante y muy aromático. Es rico en ácido linoleico, uno de los componentes de las ceramidas de la piel, y ácido oleico y palmítico. Contiene principios activos que actúan como antisépticos, antiinflamatorios, antioxidantes (vitamina E) y antirradicales, así como minerales como el hierro y el fósforo. Está indicado para problemas de infecciones y alergias cutáneas y actúa como calmante de la piel irritada. Es antioxidante, protege la piel contra el envejecimiento. Por otra parte, mantiene el bronceado, fortalece las uñas y el cabello seco y quebradizo y es indicado para pieles inflamadas o irritadas. También trata los hongos de las uñas, y se recomienda su uso para psoriasis y dermatitis.

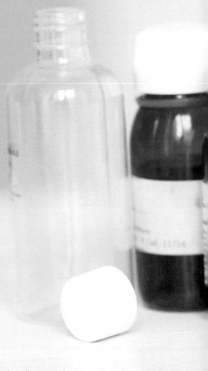

**-Aceite de oliva** *(Olea europea).*

Está indicado para todo tipo de pieles y cabellos. Es rico en ácidos grasos esenciales que plantan cara al decaimiento y la desecación cutánea, origen del envejecimiento prematuro. Los jabones de aceite de oliva aportan suavidad, firmeza, elasticidad e hidratación a la piel. También previene las estrías, arrugas e incluso se usa para reforzar uñas quebradizas y frágiles. El aceite de oliva es rico en vitaminas A, D, K y E. Su problema es el olor, por eso se usa muy poco en cosmética.

**-Aceite de onagra** *(Oenothera biennis).*

Es muy útil como aceite facial, ya que ayuda a la mujer en la fase de la menopausia porque actúa como activador de hormonas y además hidrata la piel.

**-Aceite de ricino** *(Ricinus communis).*

El aceite de ricino se obtiene a partir de la planta *Ricinus communis,* que contiene aproximadamente entre un 40 y un 50 por ciento del aceite. También se le conoce como aceite de castor. Evita la formación de pecas y manchas (es bueno añadir también aceite de germen de trigo) en la piel y es muy bueno para acelerar el crecimiento de las pestañas y el pelo. El aceite de ricino es muy utilizado en la confección de bálsamos labiales así como para endurecer uñas. Además está presente como ingrediente de muchos productos de limpieza facial y cosméticos caseros.

**-Aceite de rosa mosqueta** *(Rosa affinis rubiginosa).*

Es un buen regenerador de la piel y evita la formación de estrías y acné. Es el único aceite que está especialmente recomendado para hacer que las cicatrices desaparezcan. Está indicado para la piel seca.

**-Aceite de sésamo** *(Sesamum indicum).*

Tiene tantas propiedades que se usa como alimento y cosmético desde hace miles de años en el ayurveda. Es rico en calcio y vitaminas y además contiene lecitina y proteínas. Es muy útil para aceite de masaje, para problemas de artritis y reúma y también revitaliza la piel. Útil en el cuero cabelludo con costra y como mascarilla para hidratar el pelo. Tiene un poco de filtro solar.

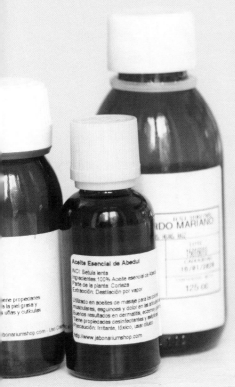

**-Aceite de té verde** *(Camellia sinensis).*

Es un potente antibacteriano, antiséptico, anti-hongos y antienvejecimiento. El aceite de té verde contiene gran cantidad de antioxidantes que actúan como el mejor rejuvenecedor de la piel y la protege de los rayos ultravioletas. Penetra en la piel de forma rápida y profunda, aportándole una hidratación óptima y sin sensación grasienta. Como antiséptico, este aceite ayuda a la cicatrización de heridas y detiene la irritación causada por picaduras de insectos. Es un gran antienvejecimiento porque ayuda a eliminar las líneas de expresión, cicatrices y pigmentación, y reduce la apariencia de los poros abiertos. Es excelente para tratar las espinillas y el acné.

**-Aceite de pepita de uva** *(Vitis vinifera).*

Ayuda a mantener la piel suave y sin arrugas gracias a su contenido en antioxidantes, vitaminas y betacarotenos que fortalecen y le dan más elasticidad a la piel. Se absorbe fácilmente y es apto para todos los tipos de piel.

## ACEITES ESENCIALES

Para mí los aceites esenciales son un punto y aparte. ¿Por qué? Pues porque sus beneficios son espectaculares. Mejoran la salud física y emocional, la belleza y el bienestar. Todos los aceites esenciales son citofilácticos, es decir, promueven el aumento de células nuevas y sanas e inhiben la producción de células malas y potencian el sistema inmunitario. Son antimicóticos, antibióticos y antisépticos. Son también conservantes y ayudan a sanar la piel. ¿Qué más se puede pedir?

Su aroma llega directamente al sistema límbico del cerebro, así como al sistema inmune o endocrino, y esto provoca efectos muy positivos.

Los aceites esenciales son olorosos y muy volátiles, es decir, se evaporan enseguida cuando se exponen al aire. Tienen una consistencia menor que el agua, por lo que directamente solo los podremos utilizar para hacer aguas aromáticas o hidrolatos. No son solubles en agua pero sí en alcohol, éter y aceites. Para utilizarlos en aguas aromáticas es necesario diluirlos con una cucharada de arcilla blanca y kuzu en una grasa (que puede ser una crema base), leche o alcohol (muy poca cantidad), es decir, un ingrediente que permita la solubilidad y que así se diluyan uniformemente y no queden en la parte de arriba, lo cual podría ocasionar alergias e irritaciones.

Su densidad molecular es tan fina que penetra hasta en las capas más profundas de la piel, por eso sus efectos son más intensos que los de la planta en sí. Hay muchísimos aceites esenciales y todos son buenísimos, pero yo solo te voy a hablar de los que vamos a utilizar para nuestras recetas.

**-Aceite de abedul** *(Betula lenta).*

Se suele usar en bálsamos antiinflamatorios y antiespasmódicos porque ayuda a aliviar los músculos y articulaciones doloridas, los esguinces y la artritis. También actúa como descongestionante nasal. Es fresco y mentolado.

**-Aceite de árbol de té** *(Melaleuca alternifolia).*

Tiene un aroma medicinal sumamente útil, por eso actúa en jabones, cremas o hidrolatos como conservador. Posee fuertes cualidades antisépticas y limpiadoras que lo hacen adecuado para las pieles irritadas, para tratar las picaduras de insectos y el acné. Es un buen regenerador de las células de la piel, por eso se aconseja en casos de herpes, quemaduras y pruritos. También es purificante, calmante y deja la piel lisa y sana. Como dato extra, también es útil para evitar parásitos en animales domésticos.

**-Aceite de canela** *(Cinnamomum zeylanicum).*

Tiene un olor cálido y azucarado. Es muy utilizado en perfumería y en la elaboración de productos farmacéuticos. La suerte que tiene este aceite es que combina bien con todos los aceites esenciales que provienen de especias y de cítricos, y también con el incienso. Tiene propiedades estimulantes del sistema inmunitario, antiinfecciosas, antisépticas, anti-bacterianas y es antifúngico.

**-Aceite de cedro** *(Cedrus atlantica o Cedrus libani).*

Originariamente se extrae de la madera del cedro, pero hoy en día se extrae de otras especies parecidas porque el cedro está en peligro de extinción. Proporciona un suave aroma de maderas que calma la ansiedad y relaja, especialmente cuando se mezcla con madera de sándalo. Tiene muy buenas propiedades antisépticas y astringentes y es regenerador de los tejidos. Es eficaz contra los hongos, el moho y la caída del pelo. También es diurético y estimulante del sistema linfático. Solo tiene un problema, está contraindicado para las embarazadas.

**-Aceite de ciprés** *(Cupressus sempervirens).*

Como estimula la circulación, resulta idóneo para la circulación y la celulitis. Es una gran ayuda para piernas con varices y capilares rotos pero siempre diluido con aceite base. Está recomendado tanto para la piel como para el cabello porque además ayuda a regular la secreción sebácea y, por otra parte, es un gran recuperador de músculos doloridos después del ejercicio. Es antiespasmódico, refrescante y antiséptico y también un buen balsámico para tos seca, afonía o garganta seca.

**-Aceite de enebro** *(Juniperus communis).*

Es antiséptico, desintoxicante, diurético y un potente purificador interno que elimina toxinas y parásitos. Una de las cosas más destacables es que actúa contra la celulitis y ayuda a reducir el contorno. También mejora problemas articulares. Es muy importante tener en cuenta que no se puede usar estando embarazada, ni si se tienen problemas renales.

**-Aceite de geranio** *(Pelargonium graveolens).*

Posee una dulce y embriagadora fragancia, que mejora al combinarse con aceites más ácidos, como el de lavanda o los cítricos. Tiene propiedades antidepresivas porque es sedante, aparte de ser un gran equilibrador hormonal. Sirve para cualquier tipo de piel, siendo un buen ingrediente en lociones y cremas limpiadoras.

**-Aceite de hinojo** *(Foeniculum vulgare).*

Tiene excelentes propiedades limpiadoras y tonificantes. También está recomendado para pieles secas porque es muy hidratante. Se usa mucho en curas adelgazantes por su poder diurético.

**-Aceite de laurel** *(Laurus nobilis linne).*

Es un aceite muy sensual cuando se mezcla con nuez moscada y mandarina. Su uso tópico es recomendado para las inflamaciones de la boca, faringitis y sinusitis. En su uso externo se recomienda en fricción para los esguinces, dolores reumáticos y articulares y también para los abscesos y las micosis. Se usa a nivel emocional cuando hay baja inmunidad, astenia o falta de confianza en uno mismo. No usar durante el embarazo y no aplicar nunca en menores de tres años.

**-Aceite de lavanda o espliego *(Lavanda officinalis)*.**

Probablemente es el mejor y más polivalente de los aceites. Tiene propiedades sedantes y disminuye la tensión, aparte de tener cualidades analgésicas y antiinflamatorias. Estimula el sistema inmunológico y es muy bueno para la depresión, el estrés y el insomnio. Destaca porque estimula la formación de las células de la piel y su regeneración. También fluidifica las secreciones bronquiales. Funciona como insecticida y para las picaduras de mosquitos. Se recomienda para todo tipo de pieles.

**-Aceite de limón *(Citrus limon)*.**

Muy adecuado para las pieles grasas porque posee propiedades astringentes y fungicidas. Es un gran rejuvenecedor de la piel y muy útil contra las varices, las úlceras estomacales, los trastornos digestivos, la ansiedad y la depresión. Es útil aplicándolo sobre las verrugas y muy adecuado para el champú de cabello graso.

**-Aceite de manzanilla *(Matricaria camomila y Anthemis nobilis)*.**

Es muy recomendado para pieles secas y sensibles. Tiene un gran poder analgésico, antiinflamatorio y antiespasmódico. Posee un aroma a limpio y fresco. Es recomendable para enjuagarse la boca cuando sangran las encías. Útil en casos de nerviosismo. Tiene efecto sedante y se puede aplicar sin diluir, por lo que unas gotitas en la almohada mejorarán y favorecerán un sueño reparador. Su baja toxicidad hace que pueda usarse con los niños. Hay que tener cuidado y no utilizar este aceite cuando se tomen baños de sol porque puede producir dermatitis de contacto.

**-Aceite de melisa o toronjil *(Melisa officinalis)*.**

Refrescante fragancia de frutas que resulta extremadamente útil como repelente de insectos y también como desodorante y relajante para todo tipo de pieles. Es uno de los más caros que existen porque se necesita mucha cantidad de planta para conseguir una cantidad de aceite, por lo que suele adulterarse muchas veces con limón, hierba de limón o hierbaluisa. A altas dosis puede producir somnolencia y nunca hay que usarlo si se padece hipotiroidismo.

**-Aceite de mirra *(Commiphora myrrha)*.**

Es un aceite muy reconfortante a nivel del sistema nervioso, por lo que se usa en casos de angustia, ansiedad y pena. Tiene un aroma cálido de maderas. Es muy beneficioso para las uñas y es un gran regenerante cutáneo, cicatrizante y antiinflamatorio.

**-Aceite de naranja amarga *(Citrus aurantium)*.**

Se obtiene de la corteza del naranjo. Es un potente rejuvenecedor de la piel, muy hidratante y nutritivo, que además estimula la formación de colágeno. Es antidepresivo y genera alegría. En caso de insomnio aplicar una gota sobre la almohada. Es muy efectivo en contra de la celulitis porque ayuda a activar la circulación.

**-Aceite de nerolí o azahar *(Citrus aurantium)*.**

Se destila de la flor del naranjo amargo. Tiene un aroma acre y dulce y forma la base para el agua de colonia. Es uno de los mejores aceites esenciales para uso facial y para cutis sensibles. Posee propiedades revitalizantes y los aromaterapeutas lo recomiendan para tratar la dermatitis y para la piel sensible ya que regenera y tiene acción bactericida. En el sistema nervioso actúa como sedante, calmante y antidepresivo.

**-Aceite de pachulí.**

Este es el aceite más popular en los años setenta. Tiene una fragancia cálida y picante muy reconocible. Sus propiedades son antisépticas y se recomienda para tratar el acné y el eccema. Es muy recomendable para combatir la caspa.

**-Aceite de palmarosa *(Cymbopogon martinii)*.**

Tiene propiedades antibacterianas, antifúngicas y ejerce como estimulante y tónico.

**-Aceite de palo de rosa** *(Aniba rosaedora)*.

Es tonificante y estimulante del sistema inmunitario. También actúa como ansiolítico y regenerador cutáneo, por eso es muy recomendado para pieles estresadas.

**-Aceite de pino** *(Pinus sylvestris)*.

Se trata de un aroma clásico entre los fabricantes de jabón. El fresco olor del pino ayuda a la circulación de la sangre, además de tener una acción antiséptica, balsámica y expectorante. Por su acción rubefaciente se usa para los dolores osteomusculares y articulares. La acción rubefaciente es una acción que da sensación de calor y provoca enrojecimiento por esa causa. En el baño refresca la piel, despeja la mente y tiene una acción calmante cuando se usa para masajes. Suele usarse en su lugar la trementina por ser más barato.

**-Aceite de pomelo** *(Citrus paradisi)*.

Es eficaz para la obesidad porque reduce el apetito y la retención de líquidos. Es muy recomendable para usarlo contra la depresión porque equilibra los estados de ánimo.

**-Aceite de rosa de Bulgaria** *(Rosa damascena)*.

Tiene muchas propiedades antioxidantes por lo que es ideal para pieles maduras, secas o deshidratadas. Es antiinflamatorio, antibacteriano, hidratante y cicatrizante. Puede usarse en eccemas y acné.

**-Aceite de romero** *(Rosmarinus officinalis)*.

Una de las grandes propiedades de este aceite es que estimula energéticamente la circulación, es antiséptico, sudorífico y tonificante. Es ideal para el cabello en champú y en aceites de masaje del cuero cabelludo, ya que deja el pelo fuerte y reluciente porque mejora la circulación sanguínea, regula la secreción sebácea y estimula el crecimiento. En aceites de masaje mejora la circulación y alivia los dolores por su efecto rubefaciente. Equilibra la presión sanguínea pero no debe usarse en hipertensos porque puede aumentar más la tensión. Tampoco se debe emplear en caso de insomnio, taquicardias, ansiedad, o epilepsia, o si hay varices porque aumenta la dilatación venosa. No se recomienda su uso durante el embarazo.

**-Aceite de salvia** *(Salvia sclarea)*.

Se suele emplear en infecciones ginecológicas, incluso en hongos, por su acción antiséptica y astringente, pero nunca se puede poner directamente, siempre diluido en medio litro de agua o, para mayor seguridad, una infusión de la planta. Es beneficioso contra la cándida. Es muy bueno para ayudar a controlar el exceso de caspa y favorece el crecimiento del pelo. No se recomienda en embarazadas porque estimula la ovulación, ni en lactantes porque retira la leche.

**-Aceite de sándalo** *(Amyris balsamifera)*.

Tiene una cálida fragancia de madera con propiedades astringentes y antisépticas. Es apropiado para pieles secas, envejecidas o con irritaciones cutáneas. Descongestiona, rejuvenece la piel y es reafirmante.

**-Aceite de Ylang-Ylang** *(Cananga odorata)*.

Su aroma dulce y embriagador, que es agradable por sí mismo, hace que sea muy utilizado en cosméticos. Es apropiado para casi todo tipo de piel, en especial para las maduras, y favorece el crecimiento del cabello. Es afrodisiaco, antidepresivo, eleva el ánimo y ayuda a regular el ritmo cardiaco.

**-Aceite de zanahoria.**

Es muy bueno para las pieles sensibles y los aromaterapeutas lo recomiendan para el tratamiento de psoriasis y eccemas. Funciona muy bien en pieles estropeadas, envejecidas y con manchas.

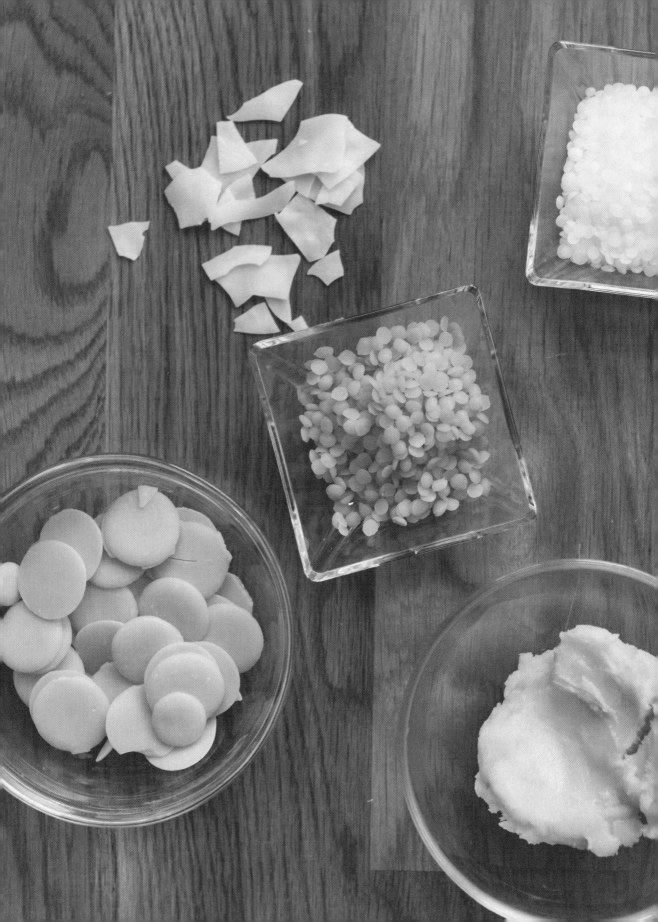

## MANTECAS

Las podemos aplicar directamente sobre la piel, sobre todo de las manos y del cuerpo, y también en el pelo. Aunque sean sólidas, al contacto con la piel se deshacen con facilidad. Ayudan a mejorar las cicatrices, manchas y resequedad de la piel porque son suavizantes, hidratantes, nutritivas y regenerantes.

**-Manteca de hueso de albaricoque.**

Es muy suave y penetra muy fácilmente en la piel para ser una manteca. Es fácil de manipular y muy indicada para las grietas de la piel.

**-Manteca de macadamia.**

Se produce a partir del aceite de nuez de macadamia. Contiene ácido palmítico, que es un ácido graso que se produce también en las glándulas sebáceas de nuestra piel. Al disminuir este ácido graso con la edad es recomendable su uso, sobre todo para pieles secas y maduras.

**-Manteca de cacao.**

Es un potente antioxidante y regenerante. Aporta elasticidad y tono a la piel. Es muy buena para el pelo, sobre todo para las puntas abiertas y los cabellos dañados. Es muy recomendable porque previene la formación de cicatrices, ayuda a reducir y prevenir estrías y tiene un efecto beneficioso en la formación de colágeno en nuestra piel.

**-Manteca de karité.**

Se extrae de una grasa de la nuez que produce el árbol del mismo nombre *(Butyrospermum parkii)*. Es muy rica en ácidos grasos saturados. Es un gran regenerador celular y tiene grandes propiedades suavizantes y reestructurantes en arrugas y estrías. Sirve también como protección de la piel contra el sol y es un gran regenerante cutáneo además de hidratar y nutrir la piel y el cabello. Es muy recomendable en caso de dermatitis y de problemas de piel. Se utiliza mucho como protector para labios y zonas especialmente sensibles.

## GLICERINA

Es un agente hidratante que mejora el aspecto de la piel. La glicerina no es comedogénica y, por otra parte, es muy poco alergénica. Como su uso es tan fácil se puede añadir a todos los productos, tanto de la cara como del cuerpo. Incluso la podemos utilizar pura sobre los labios.

## CERAS

Son muy importantes en la elaboración de la crema. Sin mezclas de ácidos grasos, alcoholes y ésteres. Se emplean con mucha frecuencia para espesar las recetas. Algunas, como la cera de abeja, son inmunes a la humedad, lo que le da al producto que elabores mucha resistencia a la degradación, aparte de ser un gran protector para la piel.

**-Cera de abejas en perlas (Cera flava).**

La cera de abejas amarilla es la cera natural elaborada por las abejas en la colmena. La *Apis mellifera,* comúnmente conocida como la abeja de la miel, segrega la cera en estado líquido incoloro y esta, al entrar en contacto con el aire, se convierte en una sustancia semisólida. Con ella construyen las paredes de la colmena. La cera de abeja tiene propiedades emolientes, calmantes y suavizantes, ayuda a la piel a retener la humedad, reduce la inflamación y tiene propiedades antioxidantes. Por ello se utiliza a menudo en productos cosméticos y de cuidado de la piel como humectante, así como agente espesante y emulsionante. Después de su procesamiento la cera de abejas sigue siendo un producto biológicamente activo con propiedades antibacterianas y vitamina A, por lo que ha sido utilizada desde la Antigüedad como antiséptico y para la curación de heridas. También está indicada para la elaboración de lociones, pomadas, bálsamos, jabones y velas. Los jabones de cera de abeja son más duros que los demás.

### -Cera blanca de abejas (Cera alba).

La cera alba es la que es blanca de una manera natural, donde no se han utilizado ácidos ni se ha aclarado al sol. Contiene gran cantidad de vitaminas. Es emoliente, cicatrizante y antiinflamatoria y se suele utilizar en cremas nutritivas, como astringente y en productos de limpieza como los jabones. Las ceras de abeja sellan el cutis con una película impermeable y dejan la piel suave y sedosa.

### -Cera lanette.

La podemos encontrar como cetearyl alcohol y sodium cetearyl sulfato. Es una cera emulsionante. Se fusiona entre unos 62 y 86 grados. Es soluble en agua caliente. Es muy importante tener cuenta la dosificación para poderla utilizar bien.

Su dosificación correcta debe ser: 1 por ciento en emulsiones líquidas, 3 por ciento en emulsiones fluidas, 5 por ciento en cremas blandas y entre 10 y 15 por ciento en cremas consistentes.

## MIEL

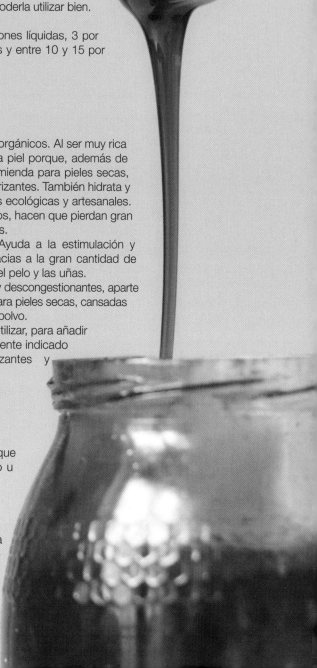

Tiene muchísimas vitaminas, minerales, proteínas y ácidos orgánicos. Al ser muy rica en potasio es muy difícil que tenga bacterias. Es ideal para la piel porque, además de tener un ph similar, mantiene muy bien la humedad. Se recomienda para pieles secas, fatigadas o con acné por sus propiedades antisépticas y cicatrizantes. También hidrata y nutre el cabello. Todas estas propiedades las tienen las mieles ecológicas y artesanales. Las industriales, al llevar métodos de elaboración más agresivos, hacen que pierdan gran parte de sus propiedades tanto nutricionales como cosméticas.

A la jalea real se la puede considerar prima hermana. Ayuda a la estimulación y renovación celular y es usada en productos para el pelo gracias a la gran cantidad de vitamina B5 que tiene, que ayuda a favorecer el crecimiento del pelo y las uñas.

El polen, también de la familia, tiene propiedades calmantes y descongestionantes, aparte de ser muy nutritivo y gran estimulante cutáneo. Es adecuado para pieles secas, cansadas o maduras. Para incluirlo en nuestros productos lo reducimos a polvo.

Los extractos de propóleo son una buena opción, fácil de utilizar, para añadir a nuestros preparados si necesitamos un producto especialmente indicado para el acné. Posee propiedades calmantes, cicatrizantes y antimicrobianas.

## ARCILLAS

No todas las arcillas tienen las mismas propiedades. Hay que asegurarse de que sean puras para evitar que tengan plomo u otros ingredientes añadidos.

### -Arcilla blanca o caolín.

Es muy fina al tacto. Calma irritaciones, remineraliza y elimina impurezas. Está indicada para todo tipo de pieles. Puede sustituir al talco y, mezclada con aceites esenciales, a los desodorantes para pies. Es muy recomendable para el cabello seco y sin vida.

-Arcilla verde.

Es una de las arcillas más purificantes, regeneradoras y revitalizantes. Muy indicada para pieles grasas porque ayuda a regularizar el exceso de sebo. También es muy recomendable en mascarillas para el cabello graso.

-Arcilla roja.

Es una arcilla muy rica en oligoelementos y en óxidos de hierro que le proporcionan propiedades muy absorbentes para limpiar poros e impurezas. Mejora la circulación sanguínea e ilumina la piel.

-Arcilla rosa.

Es la que se obtiene después de mezclar la arcilla blanca y la roja. Está a medio camino de las dos, no es tan fuerte como la roja ni tan suave como la blanca.

-Arcilla amarilla.

Es una arcilla muy parecida a la arcilla roja. Estimula y tonifica porque ayuda a oxigenar la piel. Es buena para todo tipo de pieles.

-Arcilla negra australiana.

Es antiinflamatoria, antibiótica y descongestionante, aparte de nutritiva.

-Arcilla de Rhassoul.

Es una arcilla originaria de Marruecos. Es muy rica en oligoelementos y es astringente y suavizante a la vez. Puede dejar la cara un poco roja pero no irrita. También se puede usar para el pelo.

-Arcilla de Bentonita.

Es muy rica en magnesio, silicio y manganeso, lo que le da propiedades relajantes que ayudan a aminorar las pequeñas arrugas faciales. Es muy suave.

-Barros de Mar Muerto.

Limpia en profundidad revitalizando el organismo, por eso están indicados para pieles con acné o problemas de piel (dermatitis, psoriasis, eccemas).

-Sales del Mar Muerto.

Tienen efectos relajantes y antialérgicos. Son tonificantes de la circulación sanguínea y ayudan a regenerar la piel.

## LAS ALGAS

Son una fuente de vitaminas del grupo B, E y además muy buenas porque tienen aminoácidos esenciales, minerales y oligoelementos entre otros nutrientes. Eficaces como limpiadores, exfoliantes, depurativas, drenadoras y anticelulíticos. No deben utilizarlas las personas alérgicas al yodo.

## FRUTAS

Las frutas, además de antioxidantes, combaten los radicales libres gracias a las antocianinas y los flavonoides. Tienen ácidos orgánicos (AHA's o ácidos alfa hidróxidos) que son poderosísimos exfoliantes que equilibran el ph de la piel, y estimulan la síntesis de colágeno, la renovación celular y la microcirculación cutánea lo que permite reducir las arrugas poco profundas. Además mejoran el aspecto de la piel por sus propiedades hidratantes y atenuantes de las manchas de forma que aportan una gran luminosidad.

### -Piña.

Rica en azúcares, enzimas y ácidos. Excepto para pieles sensibles, es un buen exfoliante. Rica en vitaminas A y C y en minerales como el hierro, potasio o calcio.

### -Plátano.

Rico en vitaminas y minerales. Es calmante, nutritivo y suavizante. Especialmente indicado para pieles secas y en mascarillas capilares.

### -Fresa.

Tiene propiedades antioxidantes, exfoliantes, antiedad y antimanchas. Es buena para todo tipo de pieles, especialmente las grasas y maduras.

### -Kiwi.

Tiene propiedades exfoliantes, protectoras y antiedad. Debe evitarse en pieles muy secas o sensibles.

### -Frutos rojos.

Las grosellas, los arándanos, las moras y las cerezas, entre otros, son estimulantes, tonificantes y purificantes.

### -Aguacate.

Es una gran fuente de ácidos grasos, vitaminas, minerales y proteínas. Es adecuado para todo tipo de pieles, sobre todo secas, especialmente en forma de mascarilla. Para el cabello seco es nutritivo, reparador y estimulante.

## BICARBONATO DE SODIO

Es un neutralizador de ácidos que al mezclarlo con sustancias ácidas como el vinagre se produce dióxido de carbono. Se puede usar para suavizar la piel en el baño, para lavarse los dientes o como desodorante mezclado con polvos de talco. También es muy eficaz como acondicionador porque limpia a fondo el pelo y elimina restos que quedaron de otros productos.

## VINAGRE

Se obtiene después de la fermentación de la fruta y tiene un alto contenido en ácido. Se utiliza en cosmética para neutralizar los residuos alcalinos que dejan los jabones y otros productos de la piel y el pelo. Nunca hay que aplicarlo directamente sobre la piel. Siempre lo diluimos en agua, siendo la proporción una parte de vinagre y ocho de agua. Se recomienda para pieles grasas y jóvenes.

## SAL

La sal común se utiliza como astringente y antiséptico en los productos cosméticos. También la puedes usar para eliminar la piel muerta del cuerpo y el cuero cabelludo.

## AZÚCAR MORENO

Es un gran exfoliante como la sal marina, pero reseca menos que la sal, por eso se emplea más a menudo. Al tener ácido glicólico de una manera natural, también exfolia a nivel químico y no solo por abrasión. Por eso hay que evitarlo en pieles muy sensibles, irritadas o quemadas por el sol o el viento.

## HARINA DE AVENA

Puede usarse como sustituto del jabón. Es muy adecuada para pieles sensibles. Hay que tener en cuenta que tarda más en secarse que las arcillas.

## FÉCULA DE MAÍZ O MAICENA

Se obtiene una vez que se muele el maíz. Tiene propiedades descongestivas para la piel, además actúa como antitranspirante. Es muy útil para elaborar polvos de talco. Además es ideal para para espesar y ligar mezclas.

## LECHE Y YOGUR

Resultan muy buenos como productos de limpieza. Además, como contienen lactosa, que es un ácido alfahidróxido, ayudan a eliminar las células muertas y dejan la piel tersa y suave. Es importante aclararse bien después de su uso. El yogur también ayuda a equilibrar el ph y la flora cutánea superficial (son las bacterias patógenas presentes en la superficie de la piel que forman parte de las defensas naturales). Además es muy rico en minerales y vitaminas.

## HUEVO

La clara de huevo o albumen está constituida principalmente por agua y proteínas que nos ayudan a reafirmar la piel, devolviéndole su elasticidad y tono. También posee una acción preventiva contra el envejecimiento cutáneo y un efecto *lifting* que suaviza las arrugas. Por otra parte, es antibacteriana gracias a la lisozima y sus moléculas tensoactivas. Tonifica la piel y cierra los poros. Como tratamiento capilar es útil para darle brillo al pelo.

## LEVADURA DE CERVEZA

La levadura de cerveza procede del proceso de elaboración de esta bebida. Es rica en vitaminas B y H, potasio, fósforo y calcio, y es muy recomendable tanto para uso externo como interno. Este producto que limpia, nutre y normaliza la piel, se puede encontrar en cualquier herbolario o tienda de dietética. La levadura es muy apropiada para todas aquellas personas que tengan la piel seca, deshidratada y cansada. Atenúa las arrugas existentes, aporta luminosidad al rostro y aumenta el índice de hidratación en las capas superiores de la epidermis. También acelera la reparación natural de las células dañadas por las exposiciones solares. Tiene propiedades nutritivas y ayuda a equilibrar la flora bacteriana cutánea. Se puede comprar en lascas y triturar para añadir a nuestros productos. Por su gran cantidad de vitamina B es ideal para enriquecer los productos para el cabello. Nunca utilizar levadura química.

## GERMEN DE TRIGO

Es ideal para añadir a nuestros preparados porque es un alimento con propiedades antioxidantes gracias a la gran cantidad de vitamina E que tiene. También actúa como hidratante y protector. Aporta luminosidad y su aceite es de gran valor medicinal y cosmético. Contiene vitamina A, por lo que es un eficaz enemigo de las infecciones de la piel, y vitaminas D, E, F y K, que estimulan el tejido cutáneo y aceleran el proceso de regeneración.

## CONSERVANTES NATURALES

Para que las cremas que vamos a hacer no se estropeen ni pierdan propiedades necesitan conservantes. Los conservantes naturales son muy buenos y, como veréis, se pueden usar de varios tipos:

### -Vitamina E.

Es un potente antioxidante que protege a las células de agresiones como la contaminación, los pesticidas, el estrés, el tabaco, etcétera. También ejerce como un secuestrante de radicales libres de oxígeno. Por su naturaleza lipófila, actúa sobre las moléculas de naturaleza lipídicas del estrato córneo. Es un antioxidante especialmente eficaz con las moléculas grasas. Previene la oxidación de constituyentes celulares esenciales y evita la oxidación de la melanina. Es muy usada en cosméticos porque alarga la vida de los productos. Es ideal para cremas, lociones, jabones, etcétera.

### -Vitamina C.

Además de antioxidante, regenerador, exfoliante, antimanchas e iluminador, puede utilizarse como conservante natural en nuestros preparados. No debe emplearse demasiada cantidad, máximo un 3 por ciento de la cantidad total del producto.

### -Extracto de pomelo.

Es un gran antimicrobiano, un auténtico antibiótico natural. Se puede añadir como conservante o para reforzar los productos elaborados para pieles acneicas.

### -Bórax.

Es una sustancia química natural que se encuentra en las orillas de los lagos de aguas alcalinas. Se usa para conservar, ablandar y dar textura al agua. Tiene un efecto alcalino y por eso limpia la piel sin secarla. En las cremas y lociones actúa como emulsionante manteniendo mezclados el agua y el aceite o las mantecas.

## EMULSIONANTES

Así como son importantes los ingredientes para hacer las cremas, también es muy importante que estén bien ligados para que quede una textura homogénea. Para eso necesitamos emulsionantes. Estos, entre otras cosas, lo que hacen es ligar la parte líquida con la acuosa. Por no mencionar que algunos enriquecen las propiedades de la crema porque provienen de productos naturales con muchos beneficios:

### -Lecitina.

Se utiliza porque tiene la capacidad de unir el agua con el aceite. Se suele usar en concentraciones de 0,5 por ciento o de un 5 por ciento. Se pude consumir en cápsulas, líquida o en polvo. Yo la recomiendo no modificada genéticamente.

### -Lanolina anhidra.

Se obtiene de las glándulas sebáceas de las ovejas. Mejora la viscosidad de las cremas, las lociones o los bálsamos labiales y actúa como un emulsionante suave, y también como protector para la piel. Se usa en concentraciones del 2 por ciento o 20 por ciento dependiendo de la cantidad que hagamos.

-**Olivem.**

Es un emulsionante de origen natural que procede del aceite de oliva. Se utiliza porque mejora la absorción de las cremas. Es un buen dispersante para pigmentos y polvos de maquillaje, productos para bebés, protección solar, productos para piel seca o deshidratada. Se funde en la fase oleosa a unos 75 grados. Añadimos luego la fase acuosa lentamente sin dejar de remover. Las dosis empleadas oscilan entre el 1 y el 4 por ciento. La textura final se ve pasadas unas cuarenta y ocho horas.

-**Ewocream.**

Autoemulsionante vegetal derivado del aceite de lino que se puede usar en frío. Se emplea para elaborar cremas, geles, champús, en una proporción del 4 por ciento. Se puede utilizar en pieles muy delicadas ya que tiene propiedades hidratantes y emolientes. Hay que guardarlo protegido de la luz y calor.

-**Tween 80.**

Es un líquido oleoso limpio e incoloro. Se puede utilizar en agua para emulsionar.

## ESPESANTES

Se emplean para mejorar la consistencia o viscosidad de los productos. También como humectantes porque ayudan a retener la hidratación de la piel:

-**Goma guar.**

Se disuelve en la fase acuosa y se puede utilizar en cremas, lociones y suavizantes para el pelo.

-**Goma arábiga.**

Se obtiene de la corteza de la acacia. Se usa como estabilizante (hasta el 25 por ciento) y emulsionante en cremas fluidas, sérums, leche y preparación de maquillaje. Destaca su acción de tensado, mejorando la apariencia y firmeza de la piel. Se disuelve en la fase acuosa a unos 70 grados agitando hasta su disolución.

-**Goma xantana.**

Se utiliza como emulsionante para dar cuerpo en champús, cremas, lociones, dentífricos y maquillajes. Es un gelificante en frío y en caliente para todo tipo de pieles.

-**Agar-agar.**

Se utiliza para elaborar geles o mascarillas compactas. Se puede encontrar en polvo, en tiras, copos o barra. Se diluye en agua fría o floral, se calienta hasta unos 90 grados y se deja enfriar. Usar del 1 al 3 por ciento del peso total.

-**Kuzu.**

Es un polvo blanco que ayuda a gelificar tanto los platos (yo lo uso muchísimo para darle consistencia a las salsas) como las cremas. Dura muchísimo tiempo si se preserva de la humedad. Para la medicina tradicional china tiene poder medicinal.

-**Jabón de Castilla.**

Está hecho a base de aceites, generalmente del de oliva. Es un jabón que se puede usar tanto para el aseo personal como para el de toda la familia.

-**Tegobetaína de coco.**

Es un subproducto del aceite de coco al que le quitan la parte grasa y se quedan así sus propiedades suavizantes, espumantes y desinfectantes. Se puede utilizar para hacer champús, geles, jabón de manos o añadir a bombas de baño.

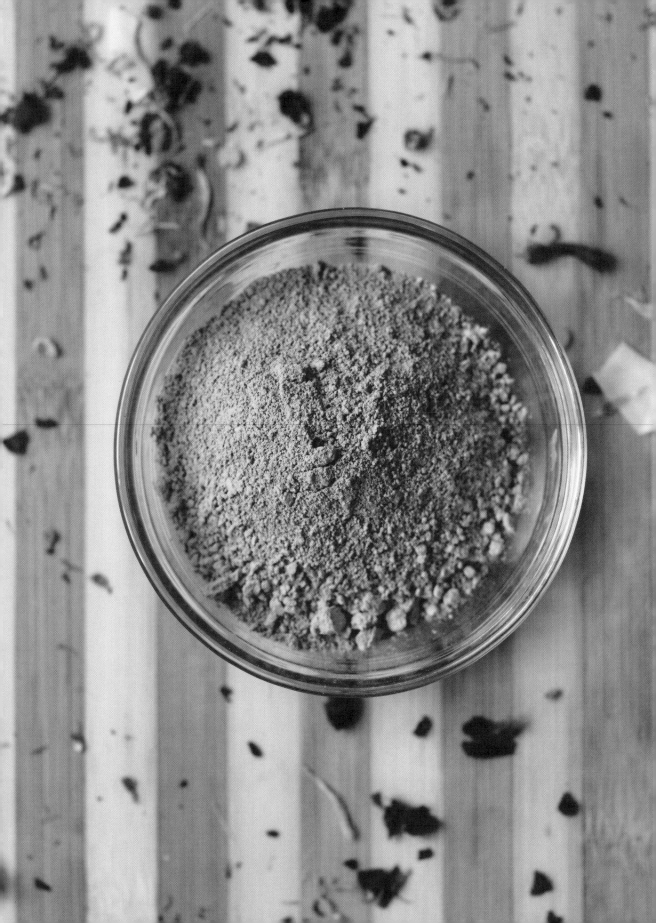

# CAPÍTULO 5
# UTENSILIOS QUE NECESITAMOS PARA TRABAJAR

Los utensilios que necesitamos para hacer los productos son muy comunes; de hecho, seguro que muchos ya los tienes ahora en tu cocina. Claro está, a medida que se va aumentado la complicación de la crema se necesitarán herramientas más específicas, pero esto no va a ocurrir en este libro, donde vamos a hacer cosas simples pero efectivas. Que te vas animando, pues vas adquiriendo, poco a poco, otros utensilios más sofisticados.

Vamos a necesitar:

- **2 jarras de medir líquidos y otras 2 para medir sólidos.** Son muy fáciles de conseguir. Elige las que tengan mango para poder cogerlas fácilmente. Y que tengan escritas las cantidades en gramos, mililitros, etcétera. Si no las tienes, más o menos la medida estándar de una taza es de 235 ml.
- **Cucharas de medir.** Imprescindibles.
- **Una pesa.** Opta por las que tengan la función de tara para así poder pesar todo lo que quieras en un solo recipiente. Las digitales son las más cómodas.
- **Termómetro.** Pueden ser digitales o analógicos. Al principio los usarás mucho.
- **Pipetas y cuentagotas.** Pueden ser de cristal o plástico. Muy cómodas para medir cantidades muy pequeñas, como las de los aceites esenciales.
- **Morteros.** Para triturar semillas o hierbas o para mezclar aceites esenciales con ingredientes secos como las arcillas. Es mejor comprarlos de arcilla no porosa o de granito. Los de madera para la cosmética mejor desecharlos ya que la madera absorbe los aceites esenciales.
- **Molinillos.** Los usaremos para triturar especias enteras, frutos secos , azúcares o sales.
- **Batidora.** Si haces poca cantidad puedes usar la pequeñita para la espuma del café con leche.
- **Ralladores de acero inoxidable.** Ideales para rallar las mantecas.
- Utensilios de cocina como **varillas de batir, espátulas, tijeras, picadores, tablas de cortar, cuchillos, colador, filtros de café, gasas y paños de papel.**
- **Tiras medidoras de ph.** Se encuentran fácilmente en la farmacia. No son indispensables pero siempre está bien tenerlas.

## MEDIDAS

Conforme vayas cogiendo práctica, cada vez te resultará más fácil elaborar tus cosméticos. Incluso podrás hacer «a ojo» cantidades pequeñas de tu producto para un solo uso.

*Un pequeño cuadro de equivalencias*

**1 gota** = 0,05 ml
**20 gotas** = 1 ml
**1 cucharada de café** = 5 ml
**1 cucharada sopera** = 15 ml
**1 vaso de agua** = 200 ml o 20 cl
**1 taza de té** = 250 ml o 25 cl
**1 bol** = 300 ml o 30 cl

· · · · · · · · · · · · · · · · · · · · · · · · · · · · · · · · · · · · ·

*Ejemplos de medidas*

*plantas secas: de unos* **3** *a* **10 g**
*cera de abeja en pastillas: de unos* **2** *a* **6 g**
*cera de abeja fundida: de unos* **4,75** *a* **14 g**
*agua, infusiones, hidrolatos: de unos* **5** *a* **15 g**
*aceites vegetales: de unos* **4,5** *a* **13,5 g**
*harina: de unos* **2,5** *a* **7,5 g**
*miel: de unos* **7** *a* **21 g**

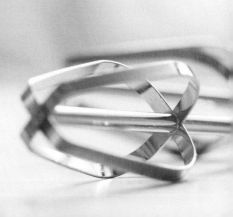

# CAPÍTULO 6
# LA CARA

Vamos a empezar por la parte más importante del cuerpo para la cosmética. La que más se ve. La que no te tapas con nada que no sea maquillaje: la cara. Para tener la piel bonita no solamente hay que ponerse buenas cremas sino que se necesita una serie de pautas que hay que llevar a cabo en nuestro día a día.

Todo empieza en el interior y se refleja en el exterior. Tenemos que comer bien, beber agua, batidos o zumos de fruta, descansar y hacer ejercicio moderado, evitar el estreñimiento e intentar reducir el estrés. Luego, dependiendo de la edad, tomar los suplementos necesarios y cuidarla externamente.

No todos somos iguales, por tanto no existe un único tipo de tratamiento. Como no existe ni una dieta, ni una rutina de ejercicios, tampoco hay un jabón o una crema que nos sirva a todos. Por eso acabamos con mil potingues en el baño de casa, porque realmente no encontramos la «nuestra». Hay que saber qué tipo de piel tenemos porque, dependiendo de cómo sea, utilizaremos un producto u otro y también lo usaremos de una manera determinada.

## TIPOS DE PIELES

No creo que a día de hoy, con todos los sitios y expertos que existen, haya alguien que desconozca qué tipo de piel tiene. Como es algo que doy por seguro que sabes, te voy a hacer un repaso por los ingredientes que más le gustan a los diferentes tipos de cutis.

### PIELES SECAS

Necesitan una estimulación continua para su renovación e hidratación. Le van bien los aceites a base de germen de trigo, de aguacate de ricino o la manteca de karité. En los aceites esenciales, los mejores para este tipo de piel son los tonificantes como el de palo de rosa, el espliego, siempreviva, salvia romana, Ylang-Ylang o mirra. Los tónicos de manzanilla, de caléndula, de geranio, malva o malvavisco son los que mejor actúan en el cutis seco. Los ingredientes como el huevo, la miel, la arcilla blanca o la nata van muy bien en una piel de este tipo.

### PIELES MADURAS

Suelen tener marcas como las patas de gallo, los surcos nasogenianos o manchas de lipofuscina. Los aceites de argán, aguacate, oliva, rosa mosqueta y jojoba benefician al cutis maduro. Sus aceites esenciales favoritos son los de espliego, siempreviva, mirto, mirra y zanahoria. Los hidrolatos serían los de aciano, caléndula, hamamelis, verbena o malvavisco. Los ingredientes que mejor le van a una piel madura son la vitamina E, la levadura de cerveza, el gel de aloe o la miel.

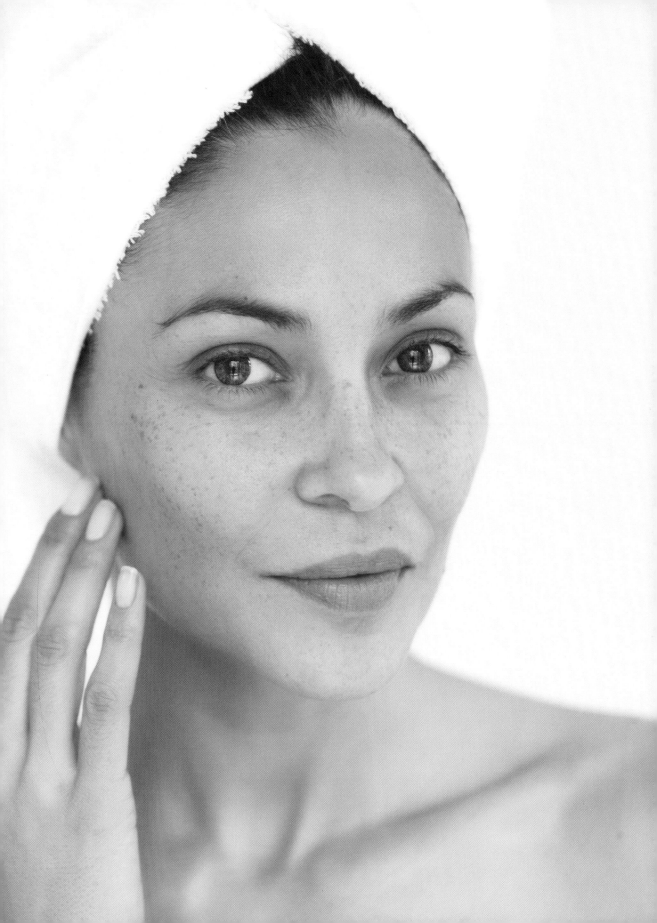

## PIELES GRASAS

Al producir exceso de sebo tienen tendencia a brillar y suelen tener los poros dilatados y gruesos. También suelen ser propensas a los granos y espinillas, por lo que necesitan tratamientos purificantes y reparadores. Le suele ir bien a este tipo de piel los aceites base de pepita de uva y avellana. Los aceites esenciales que mejor le van son los de benjuí, madera de sándalo, ciprés, pomelo, petitgrain y naranja amarga por su acción purificante. También el de espliego, vetiver o cedro por su acción antiseborreica. Los hidrolatos de lavanda, bardana, menta, salvia o tomillo son los más apropiados para una piel grasa.

## PIELES CON TENDENCIA AL ACNÉ

Son grasas y reactivas y tienen una fuerte tendencia a producir granos que suelen infectarse, por lo que necesitan sustancias que tengan principios activos antimicrobianos que frenen el desarrollo de esas bacterias patógenas. El aceite de jojoba actúa beneficiosamente en el acné. Los aceites esenciales que le van como anillo al dedo son los de laurel, árbol de té, milenrama, nerolí, eucalipto radiado o vetiver y tomillo por su acción antibacteriana. El de naranja amarga, jara o mirra por su acción astringente. El benjuí, rosa, manzanilla o siempreviva por su acción reparadora. Los hidrolatos de ortiga verde, bardana, árbol de té, té verde, romero son sus favoritos. Ingredientes como la arcilla verde, barros de Mar Muerto, levadura de cerveza o extracto de semilla de pomelo le van muy bien.

# UN BUEN CUIDADO EMPIEZA POR UNA BUENA LIMPIEZA

La piel de nuestro rostro sufre con los maquillajes y la polución, y a la vez también elimina células muertas. Por eso, si no nos limpiamos bien la cara, sobre todo antes de dormir, lo único que conseguimos es que se obstruyan los poros y así aparecen las espinillas y los puntos negros.

## LIMPIADORES FACIALES

Los limpiadores faciales podemos adaptarlos a lo que más necesitemos en ese momento. Si te maquillas puedes usarlos a base de aceite o jabones naturales, ya que eliminan las impurezas del maquillaje y el sebo de una manera más profunda. Si no es el caso, puedes utilizarlos a base de agua, que por otro lado las pieles secas le sacarán mucho partido. Si usas los que tienen aceite hay que retirarlos bien, con agua templada y una gasa suave para que no quede ningún resto.

Los limpiadores a base de agua son como los tónicos. Yo los uso muchísimo, ya que limpian pero no deshidratan nada, además de proporcionarle mucha luz a tu piel.

Los limpiadores faciales puedes hacértelos de mil maneras diferentes y yo te voy a enseñar algunas de las recetas que más me gustan.

LIMPIADORES PARA PIELES SECAS

## LECHE LIMPIADORA DE GERMEN DE TRIGO

### INGREDIENTES

*8 g de aceite de germen de trigo*
*16 g de aceite de aguacate*
*24 g de aceite de almendras*
*14 g de gel portador o tween 80*
*60 g de agua destilada*

### ELABORACIÓN

Mezcla los aceites y después añade el tween 80 y el agua.

## LECHE LIMPIADORA DE ALMENDRAS

### INGREDIENTES

*10 almendras peladas*
*125 ml leche entera*

### ELABORACIÓN

Muele las almendras peladas. Mezcla cuatro cucharadas de las almendras molidas con la leche entera. Bátelo todo y colócalo en un recipiente de vidrio. Agita la mezcla con frecuencia y déjala reposar ocho horas antes de usar. Guárdala en el frigorífico y te servirá durante tres días.

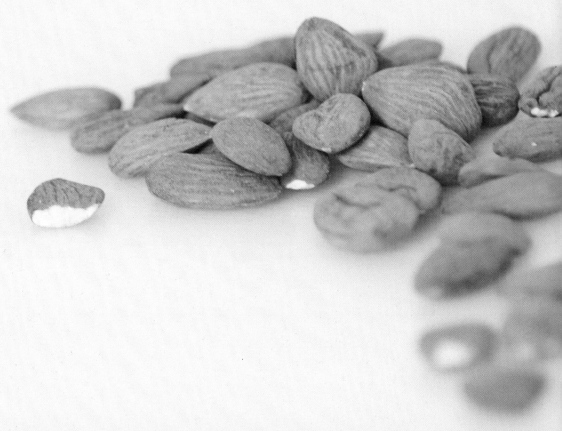

# LIMPIADOR DE ROSAS

## INGREDIENTES

*1 cucharada de glicerina*
*½ taza de aceite de almendra*
*¼ taza de agua destilada*
*2 cucharadas de rosas*

## ELABORACIÓN

Mezcla el aceite con la glicerina y lo calientas al baño María. En otro recipiente pon el agua destilada y las rosas para realizar una infusión. Cuando esté hecha la cuelas. Y echas la mezcla del aceite y la glicerina, previamente batida a baja potencia, en la infusión de rosas. Deja que se enfríe antes de guardarla en un recipiente limpio. Lo aplicas sobre el cutis con un suave masaje y lo aclaras bien con agua tibia.

# GEL LIMPIADOR

## INGREDIENTES

*¼ taza de agua floral de manzanilla*
*¼ taza de gel de aloe vera*
*¼ taza de glicerina vegetal*
*2 cucharadas de extracto hamamelis*

## ELABORACIÓN

Esta mezcla la puedes guardar en el frigorífico durante dos semanas. Mezcla los ingredientes con una batidora a baja potencia en un frasco desinfectado. Agita bien antes de usar.

Pétalos rosa

LIMPIADORES PARA PIELES NORMALES

. . . . . . . . . . . . . . . . . . . . . . . . . . . . . . . . . . . . . . . . . . . . . . . . . . . . . . . . . . . . .

# LIMPIADORA DE MELISA

## INGREDIENTES

*100 g de agua destilada*
*2 cucharadas de melisa*
*7 g de manteca de cacao*
*8 g de aceite de soja o girasol*
*16 g de aceite de almendras*
*14 g de tween 80*
*3 gotas de aceite esencial de limón*

## ELABORACIÓN

Prepara una infusión con el agua y las hojas de melisa seca. Una vez que está hecha, aparta unos 60 gramos de la infusión. Calienta la manteca de cacao y añade los aceites y el tween 80. Vierte la mezcla sobre la infusión y bátelo. Cuando casi esté mezclado añade el aceite esencial y remueve hasta que se enfríe.

LIMPIADORES PARA PIELES GRASAS

. . . . . . . . . . . . . . . . . . . . . . . . . . . . . . . . . . . . . . . . . . . . . . . . . . . . . . . . . . . . .

# DESMAQUILLANTE EMULSIONADO

## INGREDIENTES

*60 ml de aceite de jojoba*
*80 ml de gel de aloe vera*
*20 ml de agua de rosa*
*15 gotas de aceite esencial de petitgrain*
*15 gotas de aceite esencial de hierbabuena*

## ELABORACIÓN

En un bol emulsiona en frío el aceite de jojoba y el gel de aloe con ayuda de una batidora. Añade suavemente el agua floral y luego los aceites esenciales. Lo conservas en un frasco y lo agitas bien. No olvides agitarlo siempre en cada uso.

# LIMPIADORA DE SALVIA

## INGREDIENTES

*100 g de agua destilada*
*4 cucharadas de hojas de salvia*
*44 g de aceite de soja*
*5 g manteca de cacao*
*18 g de tween 80*
*4 gotas de esencia de limón o eucalipto*

## ELABORACIÓN

Prepara una infusión con el agua y las hojas de salvia. Una vez que está hecha, aparta unos 60 gramos de la infusión. Calienta la manteca de cacao y añade el aceite de soja y el tween 80. Vierte la mezcla sobre la infusión y bátelo. Cuando casi esté mezclado añade el aceite esencial y remueve hasta que se enfríe.

OTRAS LIMPIADORAS

. . . . . . . . . . . . . . . . . . . . . . . . . . . . . . . . . . . . . . . . . . . . . . . . . .

# LECHE LIMPIADORA DE LIMÓN Y YOGUR

### INGREDIENTES

*Yogur*
*Zumo de medio limón*

### ELABORACIÓN

Mezcla en un bol una cucharada sopera de yogur con una cucharada pequeña de zumo limón. Aplícatela en la cara y retírala con un algodón.

# LIMPIADOR SUAVE DE LAVANDA Y ROSAS

### INGREDIENTES

*½ taza de arcilla blanca*
*⅓ taza de harina de avena*
*1 cucharada sopera de flores de lavanda en polvo*
*1 cucharada de flores pétalos de rosa en polvo*
*5 gotas de aceite esencial de lavanda*
*2 gotas de aceite esencial de geranio*

### ELABORACIÓN

Pones todos los ingredientes, excepto los aceites esenciales, en una bolsa de plástico. La cierras bien y agitas. A continuación añades las gotas de los aceites esenciales, vuelves a cerrar y agitas bien. Esta mezcla la puedes usar para limpiarte la cara cuando llevas poco maquillaje o como mascarilla facial exfoliante. La puedes guardar en un bote de vidrio y si no le entra humedad te durará bastante tiempo.

### CONSEJO

Para limpiarte la cara pon dos cucharadas de la mezcla en un cuenco, o en la mano directamente, y añade dos cucharadas de agua o leche de arroz. Deja que espese un poquito. Al mezclarlo se formará una pasta. Luego te la aplicas en la cara (excepto en el contorno de los ojos), en el cuello y en el escote. Masajeas con movimientos circulares y luego aclaras abundantemente.

## LECHE LIMPIADORA A BASE DE LECITINA

### INGREDIENTES

½ taza de agua floral de hierbaluisa
2 cucharadas de leche entera
1 cucharada de glicerina vegetal
½ cucharada de lecitina líquida
10 gotas de aceite esencial de limón

### ELABORACIÓN

Mezcla los líquidos, el agua floral de hierbaluisa, la leche entera, la glicerina vegetal y la lecitina líquida en un cuenco. Bate manualmente a velocidad media hasta que los ingredientes estén combinados para dar consistencia al gel. Luego añade el aceite esencial y sigue batiendo. La guardas en el frigorífico durante una semana. Te la aplicas con un masaje con movimientos circulares y la retiras con agua templada con una gasa o una toalla húmeda.

## LIMPIADORA FACIAL DE AVENA

### INGREDIENTES

2 cucharadas de jabón de Castilla
2 cucharadas de gel de aloe vera
1 cucharada de avena
1 cucharada de aceite de argán
5 cucharadas de glicerina vegetal
5 gotas de aceite esencial de palo de rosa
2 cucharadas de aceite esencial de geranio

### ELABORACIÓN

Pon la avena en un bol y tritúrala con la batidora hasta que quede muy fina. La pasas a un bol, luego incorporas el resto de ingredientes. Remueves hasta que liguen. Ya está preparada para usar. La guardas en un frasco desinfectado en la nevera más o menos durante dos semanas.

## GEL LIMPIADOR DE GLICERINA

### INGREDIENTES

¼ taza de agua floral de manzanilla
¼ taza de gel de aloe vera
¼ taza de glicerina vegetal
2 cucharadas de agua de hamamelis

### ELABORACIÓN

Haz la infusión de hamamelis y luego la cuelas. Después incorpora a la infusión el resto de ingredientes. Esta mezcla la puedes guardar en el frigorífico durante dos semanas.

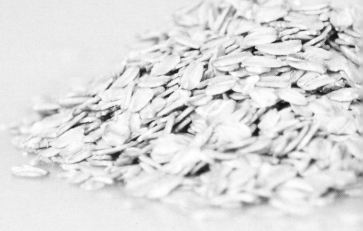

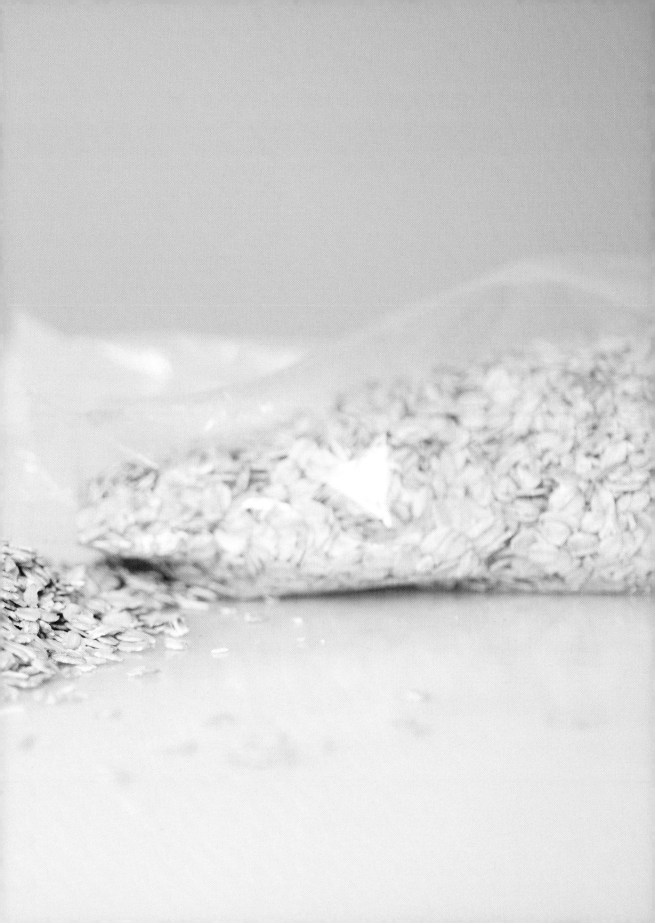

# GEL LIMPIADOR DE LIMÓN

### INGREDIENTES

½ taza de jabón líquido de Castilla
¼ taza de agua destilada
Zumo de medio limón
1 cucharadita de aceite de germen de trigo o una cápsula de vitamina E

### ELABORACIÓN

En un recipiente pones el jabón líquido de Castilla y el agua destilada. Añades el zumo de limón y luego el aceite de germen de trigo o la vitamina E. Lo puedes poner en un bote con dosificador. Lo usas por la noche y siempre agitándolo antes de cada uso.

# LIMPIADOR-PEELING

### INGREDIENTES

25 g aceite de almendras dulces
25 g aceite de germen de trigo
1 cucharada grande de rosa mosqueta micronizada o de hueso de albaricoque micronizado
3 cucharadas de arcilla blanca
3 gotas de aceite esencial de lavanda
2 gotas de aceite esencial de bergamota o pomelo
3 gotas de aceite esencial de geranio

# GEL DESMAQUILLANTE PARA PIELES DELICADAS

### INGREDIENTES

½ taza de agua de rosas
½ taza de agua destilada
1 cucharadita de jabón líquido de Castilla
1 cucharada de aceite de oliva virgen extra

### ELABORACIÓN

Viertes los ingredientes en un frasco y lo agitas suavemente. Te humedeces la cara con agua templada. Luego aplicas el gel con masajes por toda la cara y el cuello. Te retiras el desmaquillante con una gasa.

### ELABORACIÓN

Mézclalo todo bien: los aceites vegetales con la rosa mosqueta micronizada y la arcilla. Luego añade los aceites esenciales y vuelve a mezclar. Aplícatelo en la cara y el cuello. Deja actuar cinco minutos y aclara con agua tibia. Después te aconsejo aplicar en el rostro unas gotas de aceite de rosa mosqueta para reparar la posible agresión del peeling.

### AVISO

Si·tienes la piel grasa, sustituye el aceite de almendras dulces y el de germen de trigo por el aceite de avellana. El aceite de germen de trigo ayuda a eliminar las manchas de la piel. El aceite esencial de lavanda es cicatrizante y un regenerador ideal para compensar la agresión del peeling. El aceite esencial de bergamota es un buen limpiador, y el esencial de geranio actúa sobre los puntos negros y otras impurezas.

## EXFOLIANTES

Los limpiadores faciales los podemos adaptar a lo que más necesitemos en cada momento. Los exfoliantes retiran las células muertas de la piel. Son muy útiles tanto para limpiar la piel como para estimular la circulación y activar la renovación celular. Te los tienes que aplicar con delicadeza y evitando siempre el contorno de los ojos y, por el contrario, insiste especialmente en la zona T (frente, aletas de la nariz y mentón) si eres tendente a la piel grasa. Antes de proceder a la exfoliación en sí, deja unos dos minutos que actúe en la cara y luego frota. Aclara con agua tibia para terminar con agua fría. Puedes hacerlo directamente con las manos o puedes ayudarte de unas toallas o gasas.

# EXFOLIANTE DE LIMÓN

## INGREDIENTES

*1 taza de azúcar*
*1 taza de aceite de oliva*
*Zumo de medio limón*

## ELABORACIÓN

Mezcla todos los ingredientes. Aplícatela en el rostro con movimientos suaves y circulares. Deja actuar durante cinco minutos, y retírala con agua.

# EXFOLIANTE DE MIEL

## INGREDIENTES

*2 cucharadas de miel*
*¼ yogur natural*
*½ taza de avena*

## ELABORACIÓN

Puedes aplicártela una vez hayas mezclado todos los ingredientes y después retírala con agua templada.

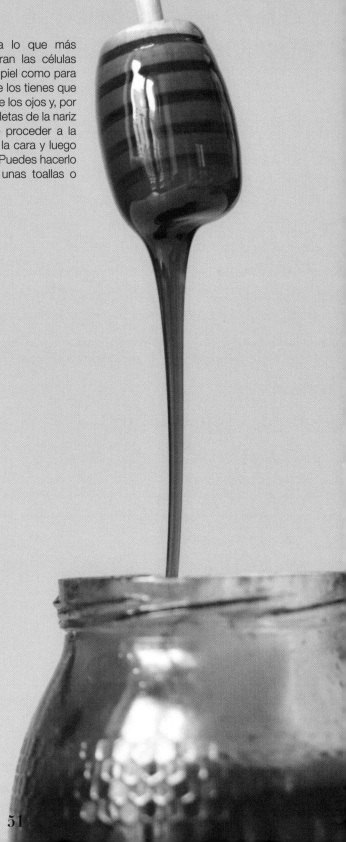

# EXFOLIANTE DE AJO

## INGREDIENTES

*3 cucharadas de agua de rosas*
*2 cucharadas de germen de trigo*
*2 cucharadas de ajo en polvo*

## ELABORACIÓN

Mezcla todos los ingredientes y aplícatela en el rostro con movimientos circulares.

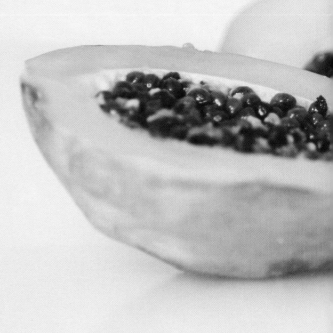

# EXFOLIANTE PARA PIELES GRASAS Y TENDENTE A LOS PUNTOS NEGROS

## INGREDIENTES

*2 cucharadas de bicarbonato sódico*
*Agua templada*
*1 cucharadita de aceite de jojoba*
*6 gotas de aceite esencial de árbol de té*
*5 gotas de aceite esencial de tomillo*

## ELABORACIÓN

Mezcla el bicarbonato sódico y el agua hasta formar una pasta. Luego añade el aceite de jojoba, el aceite esencial de árbol de té y el de tomillo removiendo al mismo tiempo. Humedece la piel limpia con agua templada. Después aplica el exfoliante sobre el rostro. Masajea durante dos minutos y después, evitando la zona de los ojos, deja que actúe durante cinco minutos. Aclara con agua templada. Dura seis días.

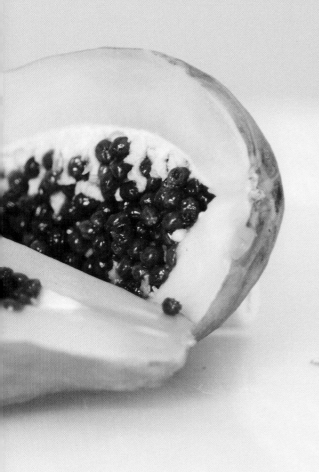

# EXFOLIANTE DE CACAO

### INGREDIENTES

¼ taza de cacao en polvo
2 cucharadas de yogur
1 cucharada de miel
1 cucharada de avena en polvo

### ELABORACIÓN

Mezcla los ingredientes en un cuenco hasta crear una pasta sin grumos. Como esta receta se espesa enseguida, extiéndetela por la cara rápidamente. La dejas actuar unos 20 minutos y luego te aclaras con agua templada.

# PEELING DE PAPAYA

### INGREDIENTES

½ papaya sin piel ni semillas
1 cucharadita de miel
½ limón
1 brocha

### ELABORACIÓN

En una batidora tritura la papaya hasta convertirla en una pasta sin grumos. La viertes en un cuenco y añades la miel y el zumo de medio limón. Aplica la mascarilla con una brocha. La dejas actuar 15 minutos y luego te aclaras con agua templada.

## MASCARILLAS

Las mascarillas faciales son indispensables para lucir un cutis perfecto. Son un excelente tratamiento de belleza que puedes realizar en tu casa. Su principal objetivo es contribuir a prolongar y mantener la juventud y el buen estado de la piel. Con ellas, el rostro puede recuperar firmeza, los rasgos se relajan y las arrugas se atenúan. Su uso te dejará una piel preciosa y en perfectas condiciones para presentarte en cualquier fiesta o reunión familiar.

# MASCARILLA DE HUEVO (PIEL SECA)

### INGREDIENTES

*1 yema de huevo*
*1 cucharada de miel*
*1 cucharada de leche en polvo*

### ELABORACIÓN

Mezcla la yema de huevo con la leche en polvo y la miel. Tiene que quedar una consistencia parecida a la mayonesa. Aplícatela en cara y cuello y déjala actuar durante 15 minutos. Retírala con agua tibia.

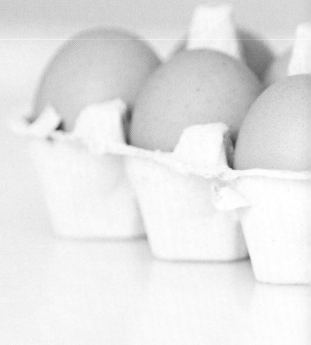

# MASCARILLA DE LEVADURA DE CERVEZA (PIEL NORMAL)

### INGREDIENTES

*16 g de aceite de soja*
*8 g de aceite de almendras*
*3 cucharadas pequeñas de harina de avena*
*½ cucharada pequeña de levadura de cerveza*

### ELABORACIÓN

Mezcla los aceites y ve añadiendo poco a poco la harina mientras lo remueves. A continuación, añade la levadura de cerveza y sigue mezclando. A la hora de aplicártelo, mezcla una cucharada de la mascarilla con un poco de agua.

# MASCARILLA TONIFICANTE

### INGREDIENTES

*Zumo de manzana*

### ELABORACIÓN

Prepara un zumo de una manzana y aplícatelo en el rostro. Deja que actúe durante 20 minutos y aclara con agua tibia.

# MASCARILLA NUTRITIVA

### INGREDIENTES

*Zumo de limón*
*Avena en polvo*

### ELABORACIÓN

Mezcla el zumo de un limón con la cantidad necesaria de avena hasta lograr una pasta. Deja que actúe en el rostro durante 20 minutos y luego aclara con agua.

# MASCARILLA DE AVENA

### INGREDIENTES

*24 g de aceite de girasol*
*3 cucharadas de avena fina*
*1 cucharada pequeña de levadura de cerveza*

### ELABORACIÓN

Vierte en un bol el aceite y ve añadiendo poco a poco la avena fina mientras lo remueves. A continuación, añade la levadura de cerveza y sigue mezclando.
A la hora de aplicártelo, mezcla una cucharada de la mascarilla con un poco de agua.

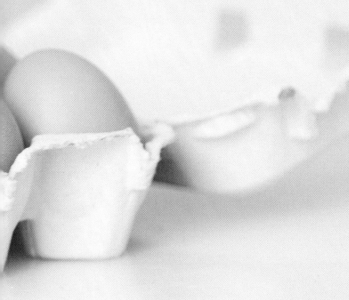

# MASCARILLA LIMPIADORA RÁPIDA DE LEVADURA DE CERVEZA

### INGREDIENTES

*1 cucharada de levadura de cerveza*
*2 cucharadas soperas de leche*

### ELABORACIÓN

Mezcla los ingredientes en un cuenco pequeño hasta formar una pasta uniforme. Lista para usar. Te la aplicas con cuidado y la dejas unos 20 minutos en cara, cuello y escote. Luego te la retiras con una toalla o una gasa húmeda.

### CONSEJO

Esta mascarilla la podrías hacer, en lugar de con levadura, con copos de avena molidos y suero de leche. Mezcla los ingredientes, vierte un poco de agua y listo.

## MASCARILLA DE LIMÓN

### INGREDIENTES

*1 clara de huevo*
*Zumo de limón*

### ELABORACIÓN

Mezcla una clara de huevo batida y el zumo de limón. Aplícate la mascarilla sobre el rostro y deja que actúe durante 20 minutos. Luego retírala con agua templada.

### NOTA

Esta receta ayuda a cerrar los poros de la piel.

## MASCARILLA PARA EL ACNÉ

### INGREDIENTES

*1 pepino pequeño*
*Zumo de 2 limones*

### ELABORACIÓN

Licua un pepino y mézclalo con el zumo de limón. Aplícate la mascarilla sobre el rostro y deja que actúe durante 20 minutos. Después retírala con agua fría.

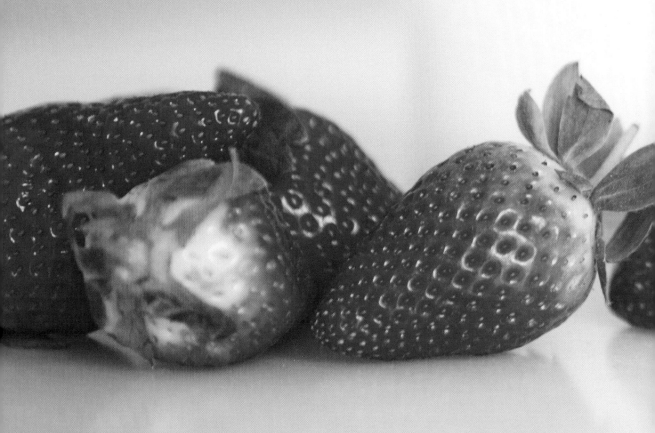

# MASCARILLA DE FRESA

## INGREDIENTES

*2 fresas maduras*
*1 cucharada de leche*
*1 clara de huevo*
*1 pizca de bicarbonato*

## ELABORACIÓN

Mezcla las fresas maduras con la leche, la clara de huevo (a punto de nieve) y la pizca de bicarbonato. Te la aplicas en el rostro y la dejas actuar durante 20 minutos. Retira con agua tibia. Muy útil para combatir el acné.

# MASCARILLA REAFIRMANTE DE CACAO

## INGREDIENTES

*25 g de cacao puro en polvo*
*15 g de arcilla blanca*
*1 cucharada de aceite de almendras*

## ELABORACIÓN

Mezcla el cacao puro en polvo con la arcilla blanca y con la cucharada de aceite de almendras hasta crear una pasta fácil de untar. Opcionalmente se pueden añadir dos gotas de aceite esencial de naranja dulce, que la hace más efectiva. Aplícate la mascarilla sobre el rostro y deja que actúe durante 20 minutos. Después aclara con agua tibia.

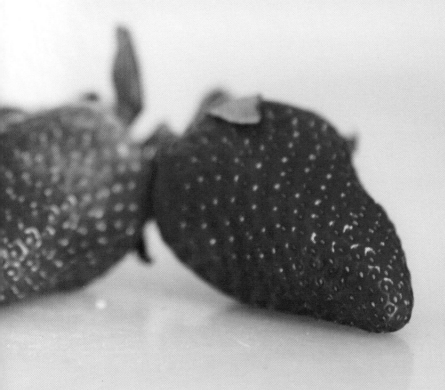

# MASCARILLA DE ALGAS PURIFICANTE

## INGREDIENTES

*2 cucharadas de arcilla blanca*
*¼ de polvo de laminaria*
*¼ de polvo de fucus*
*Agua*

## ELABORACIÓN

En un bol de cristal mezcla los ingredientes y ve añadiendo agua hasta conseguir una pasta. Te la extiendes por la cara evitando el contorno de los ojos y la dejas actuar 10 minutos. Te aclaras con agua tibia.

# MASCARILLA DE MIEL

## INGREDIENTES

*30 g de levadura de cerveza*
*2 yemas de huevo*
*2 cucharaditas de miel ligera*
*½ cucharadita de vinagre de sidra*
*2 cucharaditas de nata agria*

## ELABORACIÓN

Pon en un recipiente una cucharadita de café llena de levadura de cerveza en escamas. Añade dos yemas de huevo y dos cucharaditas de miel ligera. Seguidamente, media cucharadita de vinagre de sidra y dos cucharaditas de nata agria. Bátelo todo, a poder ser, con una batidora eléctrica. Si te queda demasiado espesa, puedes añadir un chorrito de leche entera. Aplícate la mascarilla y déjala sobre tu rostro aproximadamente 20 minutos. Retírala y acto seguido ponte tu crema habitual de tratamiento.

## CONSEJO

Puedes utilizarla una vez por semana. Verás cómo día tras día tu piel mejora enormemente.

# MASCARILLA DE QUESO FRESCO (PIEL GRASA)

## INGREDIENTES

*80 g de queso fresco desnatado*
*Zumo de medio limón*
*1 cucharada sopera de leche desnatada*
*1 cucharadita de miel*

## ELABORACIÓN

Pon en un recipiente una porción de queso fresco desnatado, el zumo de medio limón, una cucharada sopera de leche desnatada y una cucharadita pequeña de miel. Bate la mezcla con la batidora y aplícate el resultado sobre la piel perfectamente limpia. Deja actuar durante 15 minutos y retira primero con agua templada y después fría.

# MASCARILLA DE CLARA DE HUEVO

## INGREDIENTES

*Una clara de huevo*
*1 cucharadita de miel*
*20 gotas de aceite de almendras*

## ELABORACIÓN

Bate la clara hasta que llegue a punto de nieve y, cuando esté lista, añádele una cucharadita de miel, a ser posible de textura fluida. Incorpora a la mezcla las 20 gotas de aceite de almendras y remuévelo bien. Aplícatelo en el rostro y en el cuello durante 20 minutos aproximadamente. No te preocupes si dejas pasar este tiempo y mantienes la mascarilla en tu rostro, no será contraproducente, al revés, puede resultar beneficioso. Retírala con agua y más agua hasta que no quede ni rastro de ella.

## CONSEJO

Póntela una vez por semana y olvídate de las arrugas.

## MASCARILLA FACIAL NUTRITIVA DE PERA

### INGREDIENTES

*¼ de pera*
*¼ taza de yogur natural*
*1 cucharadita de maicena (fécula de maíz)*

### ELABORACIÓN

Pela la pera y corta la cuarta parte de esta. Después lícuala con el yogur y la maicena hasta formar una especie de masa. Aplícatela en el rostro y el cuello limpios durante 20 minutos, te la retiras con agua fría y listo.

## MASCARILLA PARA LOS PUNTOS NEGROS

### INGREDIENTES

*2 cucharadas de yogur*
*¼ de alga kelp*
*¼ de alga espirulina*
*¼ de arcilla verde*
*Aceite esencial de árbol de té*

### ELABORACIÓN

Pon en un cuenco el yogur y ve poniendo las algas y remueves todo. Si no tienes las kelp o espirulina pueden ser wakame. Añades la arcilla y remueves. Y por último echas tres gotas de aceite esencial de árbol de té. Te la extiendes con un pincel por la cara y el cuello, evitando el contorno de los ojos, y la dejas actuar entre 15 y 20 minutos. Luego te aclaras con agua templada.

## MASCARILLAS HIDRATANTES

Nuestra forma de vida, la contaminación medioambiental, la falta de sueño y de descanso, el estrés, los cambios bruscos de temperatura, el consumo de tabaco y alcohol y el abuso de exposiciones solares nos empujan hacia una falta de oxigenación y hacia una alteración del equilibrio metabólico que, como consecuencia, hace que el envejecimiento prematuro de la piel se acelere y que, paulatinamente, la piel se vaya volviendo más apagada, frágil, arrugada y con falta de luminosidad y tonicidad. Por otro lado, la producción de colágeno y elastina natural se va ralentizando con el paso del tiempo, y los nefastos efectos aparecen en nuestra vida, ¡las temidas arrugas!

La pérdida de equilibrio en el grado de humedad da un aspecto seco, áspero y poco saludable a nuestra piel. Utilizar una buena mascarilla hidratante, con la capacidad necesaria para retener las moléculas de agua y además formar una película protectora invisible capaz de evitar la evaporación de esta con el contacto del aire, proporciona una mejora inmediata del estado de la piel. A continuación mis recetas favoritas y más efectivas.

# MASCARILLA DE AVENA

## INGREDIENTES

*1 yogur natural entero*
*3 cucharadas de harina de avena*
*1 cucharada de aceite de almendras (o de nim si tienes la piel muy delicada)*

## ELABORACIÓN

Lo mezclas todo con cuidado y te lo aplicas en el rostro. Desde el centro de las mejillas, extiéndelo en círculos en el sentido contrario a las agujas del reloj.

# MASCARILLA DE YOGUR Y MIEL

## INGREDIENTES

*1 yogur*
*1 cuchara de miel*
*Aguacate o pepino o fresas*

## ELABORACIÓN

Pon en el vaso de la batidora el yogur y la miel luego echas el aguacate, o el pepino o las fresas y trituras todos los ingredientes.

## CONSEJO

El pepino para el verano es estupendo, el aguacate es muy nutritivo y las fresas tienen mucha vitamina C.

# MASCARILLA DE ACIANO

## INGREDIENTES

*2 cucharadas soperas de arcilla rosa*
*10 ml de hidrolato de verbena*
*10 ml de hidrolato de aciano*
*10 ml de agua de violetas*

## ELABORACIÓN

Gracias al poder antiinflamatorio del aciano y la verbena esta mascarilla es ideal para pieles con poros abiertos. Si tienes la piel sensible puedes añadirle una cucharadita de aceite de rosa mosqueta o de oliva.

# MASCARILLA DE AGUACATE

## INGREDIENTES

*1 aguacate maduro*
*2 cucharadas de aceite de girasol*
*1 chorrito de agua de manzanilla o caléndula*

## ELABORACIÓN

Bate el aguacate con una batidora. Cuando tenga el aspecto de crema le pones las dos cucharadas de girasol y el chorrito de agua de manzanilla. Te aplicas la mezcla por el rostro y el cuello y la dejas actuar durante 20 minutos. Te la retiras con una gasa y agua templada.

# MASCARILLA LIFTING EXPRÉS

## INGREDIENTES

*1 ajo picado*
*1 clara de huevo*
*2 cucharadas de zumo de limón*

## ELABORACIÓN

Machaca el ajo y retíralo dejando el jugo. Bate la clara de huevo y la mezclas con el jugo del ajo y dos cucharadas de zumo de limón. Póntelo en el rostro evitando la zona de los ojos y deja pasar aproximadamente unos 20 minutos, a continuación puedes retirarlo con un algodoncito empapado en agua de rosas.

## NUTRIENTES

El deterioro del nivel óptimo de nutrición en la piel desencadena una serie de factores que influyen de manera determinante en el envejecimiento cutáneo. Entre otras cosas, el tono se apaga, aparecen arrugas, la membrana celular pierde su fluidez, la función de las glándulas sebáceas se ralentiza, la piel se vuelve más frágil afectándole cualquier agente externo negativo y las fibras de colágeno nativo se vuelven más perezosas.

Para contrarrestar los efectos nocivos de todas estas agresiones se hace necesaria la aplicación de una buena crema nutritiva que ayude a combatir los signos visibles del envejecimiento, estimulando y fortaleciendo las células, mejorando el aspecto externo de la piel y contribuyendo a reducir las pequeñas arrugas. Hay algunas cremas que son muy fáciles de hacer y son muy efectivas.

# CREMA DE GERMEN DE TRIGO

## INGREDIENTES

*50 cc de lanolina líquida*
*1 cucharada de miel fluida*
*15 gotas de glicerina*
*30 gotas de aceite de germen de trigo*
*1 cucharadita de lecitina en polvo*
*2 cucharadas de agua mineral*

## ELABORACIÓN

Pon en un recipiente resistente al calor la lanolina líquida, la miel fluida, la glicerina, el aceite de germen de trigo y la lecitina en polvo. Caliéntalo al baño María. Cuando todos estos componentes estén completamente fundidos y entremezclados, agrega poco a poco el agua mineral. Si te resulta más cómodo, puedes echar mano de la batidora eléctrica, terminarás mucho antes y te resultará más fácil.

## NOTA

Esta fórmula puede aplicarse a todo tipo de pieles, excepto en las muy grasas. Favorece la reparación y la protección de la epidermis a la vez que la suaviza.

# CREMA DE SÉSAMO (PIELES SECAS)

## INGREDIENTES

*100 cc de aceite de sésamo*
*50 g de nata líquida*
*1 cucharadita de miel*
*1 pizca de sal marina*
*1 cucharada de lecitina de soja*
*70 ml de vinagre de sidra*
*100 ml de aceite de sésamo*
*1 yema de huevo*

## ELABORACIÓN

Pon al baño María el aceite de sésamo, la nata líquida, la yema de huevo, la miel y la sal marina. Remueve muy bien y añade una cucharada de lecitina de soja. Agrega poco a poco el vinagre de sidra, hasta que quede una crema untuosa. Si te apetece, puedes añadir el aceite de sésamo. Todo depende de la textura que prefieras aplicarte. Es cuestión, sencillamente, de probar.

# CREMA ANTIMANCHAS NOCHE

## INGREDIENTES

*60 g de agua de azahar/rosas*
*8 g de cera de abeja*
*15 g de manteca de karité*
*10 g de aceite de ricino*
*50 g de aceite de avellanas/almendras*
*2 g de bórax*
*5 gotas de aceite esencial de limón*
*5 gotas de aceite esencial de pomelo*

## ELABORACIÓN

En una cazuela preparada para el baño María pon la cera de abeja, la manteca de karité y los aceites hasta que se derrita todo a una temperatura de 40 o 50 grados. En otro recipiente vierte el agua, añade el bórax y lo disuelves con una cuchara. Después lo calientas todo a la misma temperatura. Luego mezclas el contenido de ambos cazos y bates todo con la batidora. Cuando casi esté la crema vierte los aceites esenciales y termina de remover todo el contenido.

## NOTA

Usa esta crema siempre por la noche porque los aceites esenciales utilizados son fotosensibles.

# CREMA DE AGUACATE (PIELES SECAS)

## INGREDIENTES

*60 g de agua destilada*
*7 g de cera de abeja*
*15 g de manteca de cacao*
*10 g de aceite de aguacate*
*50 g de aceite de almendras*
*2 g de bórax*
*5 gotas de aceite esencial Ylang-Ylang*
*5 gotas de aceite esencial de geranio*

## ELABORACIÓN

En una cazuela preparada para el baño María pon la cera de abeja, la manteca y los aceites hasta que se derrita todo a una temperatura de 40 o 50 grados. En otro recipiente vierte el agua y añade el bórax y lo disuelves con una cuchara y lo calientas todo a la misma temperatura. Luego mezclas el contenido de ambos cazos y bates todo con la batidora. Cuando casi esté la crema viertes los aceites esenciales y terminas de remover todo el contenido.

## NOTA

La cera de abeja tarda un poco en disolverse pero tiene un gran poder de nutrición y es muy duradera.

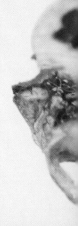

# ACEITE REGENERADOR DE NOCHE

## INGREDIENTES

2 cucharadas de aceite de albaricoque
1 cucharada de aceite de almendras
1 cucharada de aceite de oliva
1 gota de aceite esencial de palo de rosa
1 cucharada de zumo de limón

## ELABORACIÓN

Lo mezclas todo y lo bates. Te aplicas una fina capa en el rostro. Lo dejas actuar toda la noche y lo retiras a la mañana siguiente con una gasa humedecida en templada.

# CREMA DE ALBARICOQUE

## INGREDIENTES

1 cucharada de cera natural de abeja
2 g de bórax
40 gotas de aceite de albaricoque
15 gotas de aceite de germen de trigo

## ELABORACIÓN

Mezcla la cera con el aceite de albaricoque, las gotas de aceite esencial y el bórax. Lo pones al baño María y cuando esté derretido apagas el fuego y lo trituras con la batidora. Si consideras que te ha quedado demasiado espeso añade un poco de agua de rosas. Y… listo para utilizar.

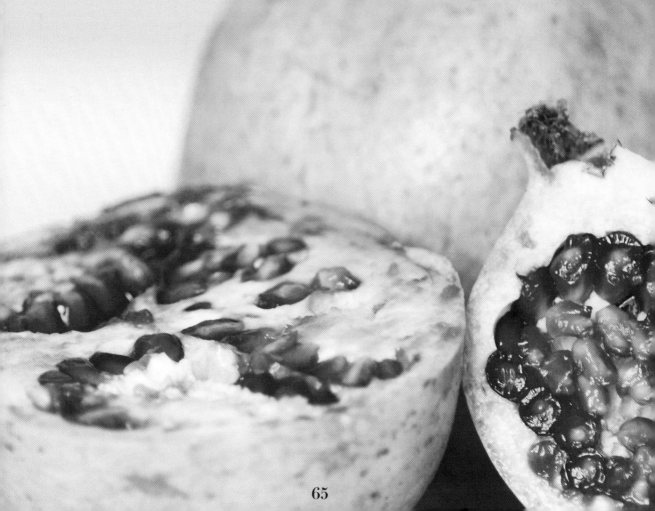

# CREMA HIDRATANTE

## INGREDIENTES

*37,5 g de agua destilada*
*37,5 g de hidrolato de azahar*
*20 g de aceite de germen de trigo*
*5 g de cera lanetta pulcra*
*2 g de bórax*
*5 gotas de aceite esencial de palmarosa*
*5 gotas de aceite esencial de geranio*

## ELABORACIÓN

En una cazuela preparada para el baño María pon la cera y el aceite de germen de trigo hasta que se derrita todo a una temperatura de 40 o 50 grados. En otro recipiente vierte el agua y el hidrolato de azahar, añade el bórax, lo disuelves con una cuchara y lo calientas todo a la misma temperatura. Luego mezclas el contenido de ambos cazos y bates todo con la batidora. Cuando casi esté la crema viertes los aceites esenciales y terminas de remover todo el contenido.

## NOTA

Puedes poner 75 ml de agua destilada si no tienes la infusión o hidrolato de azahar.

# CREMA PARA LA COUPEROSIS

## INGREDIENTES

*150 g de infusión de hamamelis*
*20 gr de aceite de granada*
*5 g de manteca de cacao*
*6 g de cera lanette*
*20 g de glicerina líquida*
*2 pizcas de ácido cítrico*
*2 pizcas de ácido ascórbico*
*4 gotas de aceite esencial de romero*
*4 gotas de aceite esencial de manzanilla*
*1 cápsula de vitamina E*

## ELABORACIÓN

Primero elaboramos la infusión de hamamelis. Después de colar añadimos las pizcas de ácido cítrico ácido ascórbico y removemos con un palito de madera.
Por otro lado ponemos al baño María el aceite de granada, la manteca y la cera. Cuando estén fluidos retiramos del fuego y le incorporamos la infusión poco a poco. Luego añadimos la glicerina y los aceites esenciales y la cápsula de vitamina E. Volvemos a batir. Guardamos en un tarro caliente y no cerramos hasta que se enfríe.

## NOTA

Si no tenemos vitamina E podemos usar aceite de germen de trigo.

# CREMA ANTIARRUGAS (NUTRIENTE)

## INGREDIENTES

*75 ml de agua*
*10 g de aceite de germen de trigo*
*10 g de aceite de rosa mosqueta*
*5 g de cera lanette*
*5 gotas de aceite esencial de sándalo*
*5 gotas de aceite esencial de manzanilla*

## ELABORACIÓN

En una cazuela preparada para el baño María pon la cera y el aceite de germen de trigo y el de rosa mosqueta hasta que se derrita todo a una temperatura de 40 o 50 grados. En otro recipiente vierte el agua, añade el bórax y lo disuelves con una cuchara. Luego lo calientas todo a la misma temperatura. Después mezclas el contenido de ambos cazos y bates todo con la batidora. Cuando casi esté la crema viertes los aceites esenciales y terminas de remover todo el contenido.

## NOTA

Cuando se echa el bórax en el agua, no tiene que hervir.

# CREMA REAFIRMANTE

## INGREDIENTES

*75 ml de agua de rosas*
*10 g de aceite de jojoba*
*10 g de aceite de aguacate*
*5 g de cera lanette pulcra*
*10 gotas de aceite esencial de geranio*
*1 cápsula de vitamina E*

## ELABORACIÓN

En una cazuela preparada para el baño María pon la cera, el aceite de jojoba y el aguacate hasta que se derrita todo a una temperatura de 40 o 50 grados. En otro recipiente vierte el agua de rosas, añade el bórax y lo disuelves con una cuchara. Luego lo calientas todo a la misma temperatura. Después mezclas el contenido de ambos cazos y bates todo con la batidora. Cuando casi esté la crema, viertes los aceites esenciales y terminas de remover todo el contenido. Por último, echas el contenido de la cápsula de vitamina E.

# CREMA SUPERHIDRATANTE

## INGREDIENTES

*45 g de manteca de cacao*
*110 g de aceite de aguacate*
*Infusión de naranja*
*3 gotas aceite esencial de geranio*
*3 gotas de aceite de rosas*

## ELABORACIÓN

Haz la infusión de naranja. Por otro lado pon la manteca de cacao en un cazo para derretirla al baño María. Cuando esté derretida añade el aceite de aguacate. Retírala del fuego y con una jeringuilla o cuentagotas ve añadiendo gota a gota la infusión de naranja removiéndola constantemente para que ligue. Deja enfriar un poco para añadir después las gotas de los aceites esenciales. Aplícatela con la piel húmeda haciendo un suave masaje.

# CREMA FACIAL ANTIARRUGAS

## INGREDIENTES

*30 g de aceite de baobab*
*10 g de aceite de jojoba*
*30 gotas de aceite esencial de geranio*
*10 g de manteca de cacao*
*6 g de cera lanette*
*2 pizcas de ácido cítrico*
*2 pizcas de ácido ascórbico*
*140 g de agua mineral*
*Vitamina E (opcional)*

## ELABORACIÓN

En un cazo calienta a fuego lento la manteca de cacao, luego la cera, después los aceites de baobab y jojoba. Remueve con cuidado y aparta antes de que hierva o humee. Mientras tanto, en otro cazo calienta el agua mineral hasta que esté templada para incorporar el ácido cítrico y ascórbico. Remueve. Luego incorpora todo al cazo de los aceites (ten siempre en cuenta que tengan una temperatura parecida para que no se corten). Después lo bates a baja temperatura y lo dejas reposar. Luego añades el aceite esencial de geranio y la cápsula de vitamina E y vuelves a batir. Guardas la crema en un tarro de vidrio.

# ACEITE ANTIARRUGAS

## INGREDIENTES

*10 ml de aceite de semilla de granada*
*30 ml de aceite de rosa mosqueta*
*25 ml de hidrolato de tilo*
*0,5-1 por ciento de ácido cítrico*
*15 gotas de aceite esencial de geranio*

## ELABORACIÓN

En un recipiente desinfectado y opaco mezcla todos los ingredientes poco a poco y listo. Aplícate una fina capa en el rostro. Lo dejas actuar toda la noche y te lo retiras a la mañana siguiente con una gasa humedecida en agua templada. Agítalo antes de usarlo.

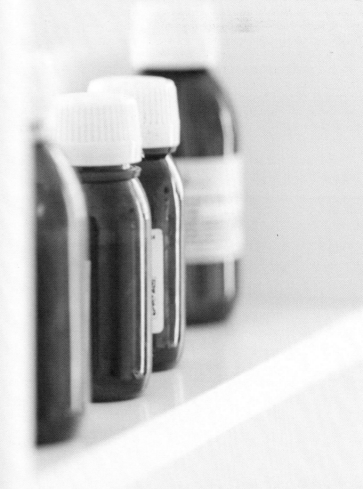

OTRAS FÓRMULAS Y CREMAS

# CREMA DE ROMERO (PIEL GRASA)

## INGREDIENTES

*60 ml de infusión de romero*
*7 g de cera de abeja*
*15 g de manteca de cacao*
*10 g de aceite de coco*
*50 g de aceite de avellanas*
*2 g de bórax*
*5 gotas de aceite esencial de limón*
*5 gotas de aceite esencial de romero*

## ELABORACIÓN

En una cazuela preparada para el baño María pon la cera de abeja, la manteca y los aceites hasta que se derrita todo a una temperatura de 40 o 50 grados. En otro recipiente vierte el agua, añade el bórax, lo disuelves con una cuchara y lo calientas todo a la misma temperatura. Luego mezclas el contenido de ambos cazos y bates todo con la batidora. Cuando casi esté la crema, viertes el aceite esencial y terminas de remover hasta que quede bien hecha.

## NOTA

Esta crema purifica y favorece el riego sanguíneo.

# CREMA MANCHAS FACIALES

## INGREDIENTES

*75 g de agua destilada*
*20 g de aceite de almendras*
*5 g de cera lanette*
*2 g de zumo de limón*
*2 g de hidrolato (o infusión) de manzanilla*
*1 g de glicerina vegetal*
*2 g de vitamina C en polvo*
*10 gotas de extracto de regaliz*
*50 gotas de extracto de gayuba ursi*
*1 pizca de ácido cítrico*
*100 g de crema base*

## ELABORACIÓN

Prepara una crema base con el aceite de almendras, la cera, el agua y reserva. Por otro lado mezcla la glicerina con la infusión y el zumo de limón. Luego añade los dos gramos de vitamina C, disolviéndola en la mezcla. Hecho esto, lo añades a la crema base que habías preparado previamente y lo mezclas todo bien. Después añade el resto de los extractos y remueve correctamente. Mide el ph hasta conseguir un valor de 5 o 6 añadiendo ácido cítrico si fuera necesario.

## NOTA

Si no tienes la infusión o el hidrolato ni el zumo de limón los puedes sustituir por cuatro gramos de suero de leche. Si optas por esto, no hace falta que añadas el ácido cítrico ni medir el ph.

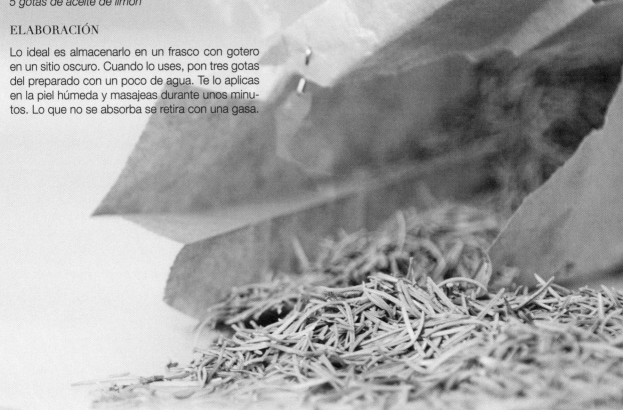

# ACEITE NUTRITIVO PARA PIELES MADURAS Y MUY SECAS

## INGREDIENTES

*30 g de aceite de argán o jojoba*
*10 gotas de aceite esencial de geranio*
*5 gotas de aceite esencial de nerolí*
*5 gotas de aceite de limón*

## ELABORACIÓN

Lo ideal es almacenarlo en un frasco con gotero en un sitio oscuro. Cuando lo uses, pon tres gotas del preparado con un poco de agua. Te lo aplicas en la piel húmeda y masajeas durante unos minutos. Lo que no se absorba se retira con una gasa.

## OJOS

Los ojos es una parte muy especial de la cara y hay fórmulas cosméticas exclusivas para ellos que les van muy bien.

## ACEITE DESMAQUILLADOR

### INGREDIENTES

*Aceite de ricino*
*Aceite de almendras*

### ELABORACIÓN

Mezcla a partes iguales aceite de ricino y aceite de almendras. Envásalo en un recipiente. Antes de usarlo hay que agitarlo. El aceite de ricino es ideal para fortalecer las pestañas.

## ACEITE CONTORNO DE OJOS

### INGREDIENTES

*8 g de aceite de granada*
*8 g de aceite de almendras*
*4 g de aceite de germen de trigo*

### ELABORACIÓN

Mezcla los aceites y guarda el resultado en un frasco con cuentagotas. Te lo aplicas con el ojo húmedo y lo retiras con una gasa.

## SÉRUM CONTORNO DE OJOS CON HIDROLATO DE ACIANO

### INGREDIENTES

*20 ml de agua floral de aciano*
*5 ml de jugo de aloe vera*
*3 g de goma arábiga*
*4 gotas de extracto de semilla de pomelo*

### ELABORACIÓN

En un bol viertes el agua floral y el jugo de aloe vera. Remueves. Luego incorporas la goma arábiga y bates enérgicamente hasta que se forme un gel. Luego añades el extracto de pomelo, y listo para usar.

## ACEITE PARA EL VOLUMEN DE LAS PESTAÑAS

### INGREDIENTES

*Aceite de ricino*

### ELABORACIÓN

Te lo pones todas las noches en la base de las pestañas superiores e inferiores y te las peinas. No uses demasiada cantidad.

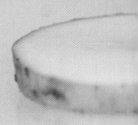

# BOLSAS EN LOS OJOS

### INGREDIENTES

*Clara de huevo*
*Glicerina líquida*

### ELABORACIÓN

Mezcla a partes iguales la clara de huevo batida a punto de nieve y la glicerina líquida. Aplícatela y espera a que se seque, luego retírala con agua tibia. A continuación ponte la crema y verás el resultado.

# BOLSAS EN LOS OJOS

### INGREDIENTES

*Dos rodajas de patata*

### ELABORACIÓN

Ralla una patata con su piel y envuélvela entre gasas. Póntela 10 minutos sobre la zona inflamada.

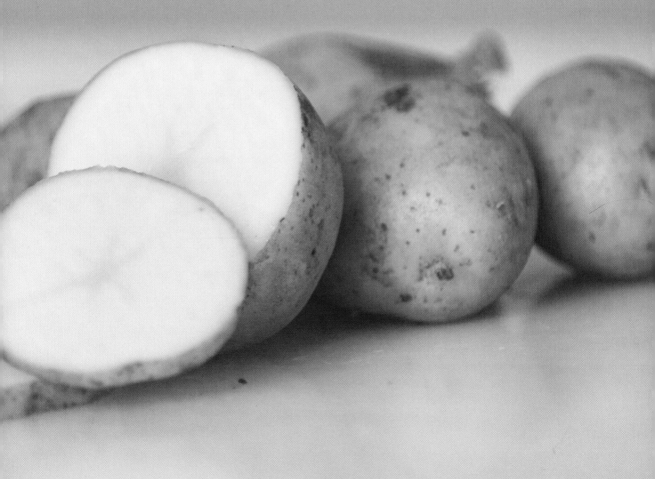

## LOS TÓNICOS

Los tónicos son ideales para restaurar el ph de la piel.

# TÓNICO PARA PIEL NORMAL

### INGREDIENTES

*100 g de agua*
*5 cucharadas de pétalos de rosa*
*5 cucharadas de azahar*
*2 ml de alcohol etílico al 60 por ciento o vinagre de manazana*

### ELABORACIÓN

Prepara una infusión con el agua, los pétalos de rosa y el azahar. Mezcla la infusión fría con el alcohol y remueve todo. Aplícatelo con gasa o difusor y luego retíralo con suavidad.

# TÓNICO ESPECIAL PARA CUTIS CON ACNÉ

### INGREDIENTES

*20 g de agua*
*1 cucharada de hojas de salvia*
*1 cucharada de hojas de romero*
*1 cucharada de hojas de melisa*
*2 ml de alcohol etílico al 90 por ciento*

### ELABORACIÓN

Prepara la infusión con las plantas y déjala enfriar. Luego mezcla la infusión con alcohol y ya está listo.

# TÓNICO PARA PIEL GRASA

### INGREDIENTES

*100 g de agua*
*4 g romero*
*2 ml alcohol etílico*
*3 gotas de aceite esencial de salvia esclarea*

### ELABORACIÓN

Prepara una infusión con el agua y la planta de romero. Luego mezcla la infusión fría con el alcohol y el aceite esencial de salvia y remueve todo.

# TÓNICO SUAVE Y ANTISÉPTICO

### INGREDIENTES

*4 cucharadas de hojas de geranio frescas*
*1 taza de agua destilada*
*1 cucharada de agua de hamamelis*

### ELABORACIÓN

Haz una infusión con las hojas de geranio, el agua destilada y la de hamamelis y ya tienes el tónico.

# TÓNICO DE PERIFOLLO Y MENTA

## INGREDIENTES

¼ de hojas de perifollo
¼ de taza de menta fresca
¼ de taza de rosas (o agua de rosas)
1 taza de agua

## ELABORACIÓN

Prepara una infusión con las hojas de menta y perifollo (junto con las rosas, pero si no tenemos las flores, la mezclamos directamente con el agua de rosas) durante cinco minutos. Tapas y dejas reposar la infusión durante 15 o 20 minutos. Luego lo cuelas. Atención, si le pones el agua de rosas se la echas cuando la infusión esté fría, en un bote protegido de la luz.

## NOTA

El aroma del perifollo es una mezcla de perejil y anís que, junto a la menta, hace que este tónico dé sensación de frescor.

# TÓNICO DE CALÉNDULA

## INGREDIENTES

3 cucharadas de tintura de caléndula
1 cucharada de glicerina
1 cucharada de agua de rosas

## ELABORACIÓN

Mezcla bien y listo para usar. Esta loción puedes utilizarla para tratarte los granitos y las espinillas porque es astringente.

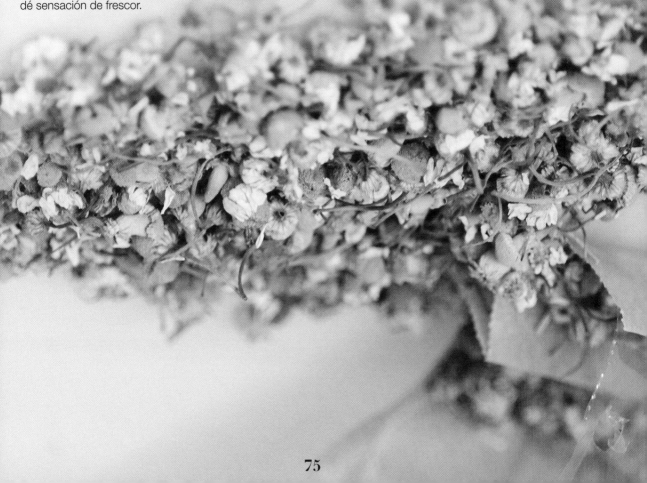

# TÓNICO DE GERANIO Y MANZANILLA

## INGREDIENTES

¼ de taza de agua floral de rosa
2 cucharadas de flores de manzanilla secas
2 cucharadas de gel de aloe vera
2 cucharadas de vodka
2 gotas de aceite esencial de manzanilla romana
2 gotas de aceite esencial de geranio

## ELABORACIÓN

Pon a hervir el agua floral y cuando llegue a ebullición aparta para añadir las flores secas de manzanilla. Tapa y deja reposar durante 15 minutos. Luego cuela. Lo pasas al bote desinfectado previamente y añades el aloe vera, el vodka y los aceites esenciales. Agítalo bien y déjalo en un lugar oscuro y fresco.

# TÓNICO PARA PIEL TENDENTE A LOS PUNTOS NEGROS

## INGREDIENTES

1 cucharada de agua floral de lavanda
1 cucharada de agua de rosas
3 cucharadas de extracto de hamamelis
1 cucharada de gel de aloe vera
1 cucharada de tintura de caléndula
1 cucharada de tintura de tomillo
10 gotas de aceite esencial de palmarrosa
10 gotas de aceite esencial de de zanahoria
5 gotas de aceite esencial de mirra
50 gotas de aceite esencial de manzanilla alemana

## ELABORACIÓN

Viertes todos los ingredientes en un frasco desinfectado. Agítalo antes de usarlo.

# TÓNICO ASTRINGENTE PARA EL ACNÉ

## INGREDIENTES

2 tazas de agua destilada
¼ taza de milenrama
¼ taza de manzanilla o caléndula o consuelda
6 gotas de aceite esencial enebro, romero o menta

## ELABORACIÓN

Lleva el agua a ebullición. Aparta y añade las hierbas. Luego tapa y deja macerar 30 minutos. A continuación añade el aceite esencial. Lo remueves y filtras.

## NOTA

Puedes guardarlo como máximo una semana en la nevera.

# TÓNICO DE VAINILLA

## INGREDIENTES

1 taza de vodka o vinagre de manzana
1 taza de agua destilada
1 cucharadita de glicerina vegetal
40 gotas de aceite esencial de vainilla

## ELABORACIÓN

En un tarro pon el vodka, el agua destilada, la cucharadita de glicerina y las 40 gotas de aceite esencial. Lo cierras bien y lo almacenas en un lugar fresco y oscuro unas dos semanas para que macere, agitándolo bien cada día. Después lo puedes cambiar de recipiente. Dura mucho pero hay que agitarlo bien antes de cada uso.

## NOTA

Este tónico te lo puedes poner por el cuello o los hombros. Deja un olor muy agradable. Si no te gusta la vainilla puedes ponerle Ylang-Ylagn o el que más te guste.

# TÓNICO DE LIMÓN

### INGREDIENTES

*Zumo de medio limón filtrado*
*Infusión de hamamelis*

### ELABORACIÓN

Este tónico es para aplicarlo por la noche. Sobre todo para pieles grasas o mixtas. Es humectante y hay que agitarlo bien antes de usarlo. Si no lo gastas en una semana, tíralo. Aplícalo con un algodón por la cara, cuello y escote.

# TÓNICO ASTRINGENTE PARA PIELES GRASAS O ACNEICAS

### INGREDIENTES

*2 tazas de agua destilada*
*¼ taza de perejil fresco y troceado*
*¼ taza de hojas de menta troceadas*
*5 gotas de aceite esencial de menta (opcional)*

### ELABORACIÓN

En una cazuela calienta el agua hasta llevarla a ebullición y luego retírala del fuego. Añade las hierbas, cúbrelo todo y dejas macerar unos 30 minutos. Luego, si quieres, añade el aceite esencial y remueve la mezcla. Lo filtras todo y envasas. Lo puedes guardar en la nevera una semana, después de ese tiempo lo descartas.

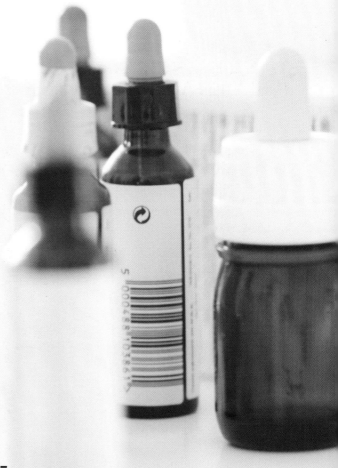

## LABIOS

Aquí te dejo algunas recetas exclusivas para los labios.

# BRILLO DE LABIOS DE FRESA

### INGREDIENTES

*3 g de aceite de almendra*
*1 cucharada de fresas frescas*
*½ cucharadita de miel*
*¼ de cucharadita de vitamina E*

### ELABORACIÓN

Mezcla todos los ingredientes y caliéntalos en una cazuela. Remueves bien mientras vas aplastando las fresas. Luego dejas reposar el resultado cinco minutos y lo pasas por un tamiz para que no te queden trocitos de fresas. Después vuelves a remover y lo dejas reposar hasta que se enfríe para luego envasar.

### NOTA

Este brillo te da un toque rosado. Si quieres, puedes cambiar las fresas por kiwi, melocotón o níspero.

# BRILLO DE LABIOS DE COCO

### INGREDIENTES

*3 g de cera de abeja*
*3 g de aceite de coco*
*3 g de aceite de almendras*

### ELABORACIÓN

Derrite al baño María la cera de abeja y el aceite de coco. Cuando esté líquido añade el aceite de almendras. Antes de que se enfríe, envasa y después deja enfriar.

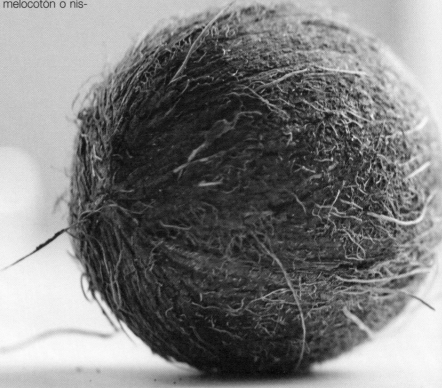

# PROTECTOR LABIAL DE CERA

### INGREDIENTES

*1 cucharada de cera virgen*
*4 cucharadas de aceite de almendras o ricino*
*5 gotas de aceite esencial de salvia*

### ELABORACIÓN

Calienta la cera y el aceite de almendras o ricino al baño María hasta fundirla. Como siempre, el aceite esencial al final. Luego envasa.

# PROTECTOR LABIAL DE MANTECA

### INGREDIENTES

*25 g de manteca de cacao*
*30 g de aceite de almendras*
*15 g de cera de abeja*
*10 g de manteca de karité o lanolina*

### ELABORACIÓN

Derrite la cera de abejas y las mantecas. Cuando esté líquido, añade el aceite de almendras y remueve bien. Antes de que se enfríe, envasa y después deja enfriar.

# BRILLO DE LABIOS DE ALMENDRAS

### INGREDIENTES

*2 g de aceite de almendras*
*25 g de aceite de ricino*
*3 g de cera de abeja*

### ELABORACIÓN

Derrite la cera y añade el aceite de almendras y ricino. Remueve todo muy bien.

## MAQUILLAJE

Si quieres hacerte tu propio maquillaje tampoco te creas que es tan difícil. Solo tienes que comprar los pigmentos del color que más te guste. Los venden por internet en portales respetuosos con el medio ambiente y también en herbolarios.

Algunas de mis recetas preferidas:

# GLOSS DE LABIOS

## INGREDIENTES

*2 g de manteca de karité ecológica*
*4 g de lecitina de soja*
*6 ml de aceite de almendras*
*0,8 g de cera de abeja*
*2 gotas de aceite esencial de naranja (o el que tú quieras)*
*Pigmento y micas del color que más te guste*

## ELABORACIÓN

Preparamos el color mezclando los pigmentos seleccionados en un bol. Apartamos.
En un bol de acero inoxidable vertemos la lecitina y el aceite, después añadimos la cera y la manteca de karité.
Lo ponemos al baño María. Mezclamos poco a poco y dejamos enfriar. Luego añadimos los colores que hayamos elegido y el aceite esencial. Lo vertemos en un frasco pequeño o uno de gloss.

# SOMBRA DE OJOS

## INGREDIENTES

*4 g de talco cosmético*
*8 gotas de aceite de cártamo*
*Pigmentos a elegir*
*2 gotas de extracto de semilla pomelo*

## ELABORACIÓN

En un mortero machacamos los pigmentos y añadimos el talco. Mezclamos.
Luego vertemos el aceite y el aceite esencial y mezclamos rápidamente.
Metemos los polvos bien compactos en un frasco o recipiente de otros que se nos hayan acabado y los apretamos lo más que podamos.
El óxido azul nos da un color morado.
La arcilla blanca y el magnesio, violeta.

Para que no se despeguen fácilmente nos los podemos aplicar con la piel humedecida.

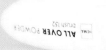

## LA APLICACIÓN, TAN IMPORTANTE COMO EL PRODUCTO

Es casi igual de importante qué tipo de producto te pones en la cara como la manera de aplicártelo. Me da pena cuando mis amigas se ponen las cremas al tuntún. Se untan la cara o el cuerpo lo mismo para arriba que para abajo, creyendo que lo importante es que toda la piel quede bien cubierta. Es una lástima porque, aunque parezca mentira, la aplicación influye muchísimo. Es una de las razones por las que notamos un gran cambio cuando nos ponen la crema en un centro.

# BASE DE MAQUILLAJE

## INGREDIENTES

*60 ml de agua mineral o destilada*
*35 ml de aceite de jojoba*
*2 g de cera de abeja*
*1 g de manteca de cacao*
*Pigmentos (acre, amarillo, rojo...)*
*25 gotas de extracto de pomelo*

### ELABORACIÓN

Vertemos el aceite, la manteca y la cera en un bol y lo ponemos al baño María. En otro bol, ponemos al baño María el agua. Cuando la temperatura de los dos llegue a 71 grados centígrados retiramos del fuego los dos recipientes.

Después vertemos poco a poco el agua en el aceite sin dejar de batir con la batidora, que tiene que tocar el fondo.

Luego añadimos el extracto de pomelo y los pigmentos y lo guardamos en un frasco.

# POLVOS SUELTOS

## INGREDIENTES

*2 g de arcilla rosa*
*2 g de sílice de bambú*
*5 g de polvo de arroz*
*De 2 a 5 pigmentos*
*6 gotas de aceite esencial de geranio*

## ELABORACIÓN

En un recipiente ponemos la arcilla, el sílice, el polvo de arroz y los pigmentos. Molemos durante unos minutos o aplastamos en un mortero hasta que salga el color. Añadimos el aceite esencial y mezclamos durante un rato. Rellenamos luego una polvera. Aplicamos con brocha o disco de maquillaje.

## NOTA

Si no tienes polvo de arroz puedes usar polvo de talco natural.

# PINTA LABIOS DE REMOLACHA

## INGREDIENTES

*2 remolachas pequeñas, crudas y peladas*
*4 gotas de zumo de limón*
*¼ de cucharadita de aceite de coco*

## ELABORACIÓN

Ponte unos guantes para lavar y cortar las remolachas. Después las pasamos por la licuadora y recogemos el zumo en un bol de cristal. Añadimos el zumo de limón y el aceite de coco y mezclamos bien los ingredientes. Vertemos el líquido en un frasco con la ayuda de un cuentagotas o embudo pequeño. Lo podemos aplicar con un pincel.

## NOTA

Si lo viertes en un frasco con roll-on te resultará más fácil aplicarlo.

## CÓMO ME PONGO LA CREMA EN LA CARA

- Lo primero que hago es aplicármela en la frente, los pómulos y el mentón y me dejo un poco en la yema de los dedos.
- Empiezo a extenderla por la frente con tres dedos, el índice, el medio y el anular, desde el centro de la frente hasta la sien, y luego bajo por los laterales de toda la cara hasta la clavícula. Lo hago tres veces.
- Luego desde las aletas de la nariz, por debajo del pómulo y hacia arriba hasta llegar al final del hueso de la mandíbula, y vuelvo a bajar hasta la clavícula. Lo hago tres veces.
- A continuación, desde la punta de la nariz, subiendo por el tabique nasal, hacia el centro de la frente para volver a abrir en dirección a las sienes y volver a bajar hacia la clavícula. Lo hago tres veces.
- El siguiente paso sería del mentón hacia arriba hasta llegar a la base de las orejas y, después, hacia el centro de las mismas. Lo hago tres veces.
- Sigo desde el hueco del mentón hacia arriba, bordeando los labios hasta llegar al arco de Cupido (el espacio que hay entre la nariz y los labios).
- Lo último serían los laterales de la nariz, de arriba hacia abajo. Lo hago tres veces y termino en el final de la mandíbula.
- En los ojos empiezo en la parte interna de las cejas hasta el final. Lo hago tres veces.
- Luego, siguiendo el mismo recorrido pero justo por debajo de ellas, en lugar de extender la crema voy haciendo presiones de dentro hacia afuera por todo el párpado.
- Si quiero enfatizar más en la zona de las patas de gallo, pongo la mano izquierda sobre la parte derecha del tabique nasal y con la mano derecha extiendo la crema desde la parte superior de pómulo haciendo giros por todo el ojo. El ojo derecho en sentido de las agujas del reloj y el izquierdo al contrario.
- Para aplicarme la crema en el cuello, lo hago desde abajo hacia arriba, pasando a continuación por debajo de la mandíbula, hasta la base de las orejas y después hacia abajo.
- Con estos movimientos, además de aplicarnos la crema hacemos un masaje linfático que ayuda a drenar la cara.

## NOTA

Es mejor ponerse poca cantidad de crema, y si ves que tu piel la absorbe rápidamente entonces ponte un poco más. Es un error ponerse demasiada porque puede obturar los poros. Yo me suelo aplicar las cremas dos o tres veces por semana.

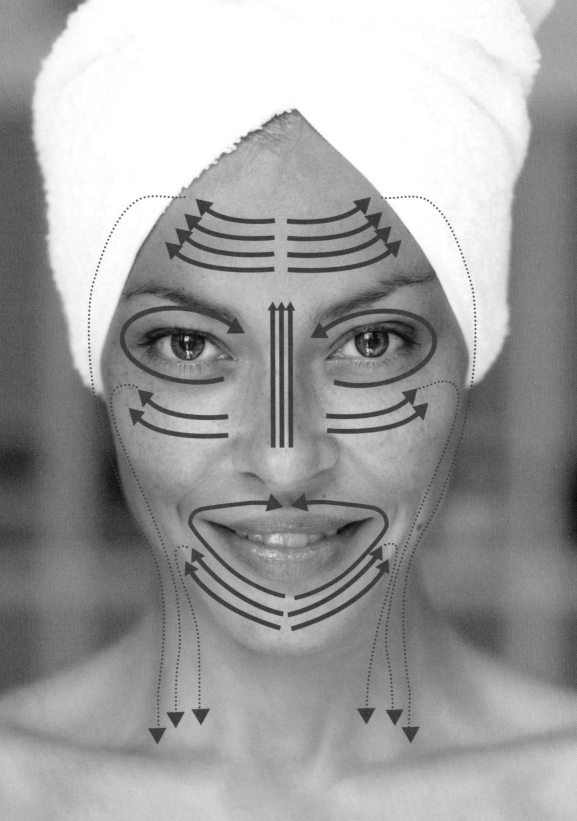

# CAPÍTULO 7
# EL PELO

El pelo es un apéndice de la piel. Menos en las plantas de los pies y las palmas de las manos, tenemos pelo por todo el cuerpo. Tiene una composición aproximada de un 95 por ciento de proteínas y un 5 por ciento de agua, por lo tanto necesita mantenerse hidratado y bien nutrido para estar bonito.

Lo que conocemos como melena es la capa más externa. Se llama «cutícula» y está compuesta por capas superpuestas parecidas a las tejas de un tejado. Si están bien puestas, el pelo brilla, pero si están dañadas por el calor excesivo, productos químicos, medicamentos, estrés o incluso un abuso del cepillado, se estropea.

La capa media del pelo se llama «córtex». Está compuesta por células alargadas y paralelas que crecen de un extremo a otro del mismo. Es en el córtex donde está la melanina, que es lo que determina su color natural, por eso cuando nos falta aparece blanco.

La capa más interna es la médula. Está compuesta por proteínas y su estado contribuye a dar cuerpo y elasticidad al pelo. Por esta capa, el pelo está unido a la dermis del cuero cabelludo a través del folículo capilar, que se conecta a su vez con el torrente sanguíneo. Por eso darse masajes en el cuero cabelludo es muy importante, ya que es la sangre, rica en oxígeno y nutrientes, la que lo alimenta de verdad.

Cada vez son más las mujeres que utilizan productos naturales para el pelo porque ha sido la parte más maltratada por los productos cosméticos. Es algo que preocupa a todo el mundo y las grandes marcas utilizan el reclamo publicitario «sin amoniaco», y eso es un buen comienzo. Aunque en su lugar algunas empleen otro tipo de productos que realmente son muy parecidos al amoniaco. También hay que añadir los productos derivados del petróleo, sulfatos como el SLS (sodium lauryl sulfate) o el SLES (sodium laureth sulfate), que se usan para arrastrar la grasa del pelo. El problema es la cantidad de productos que lo llevan. Si tienes el pelo graso quizá los agradezcas; si lo tienes seco, pues no tanto. Pero tengas el pelo que tengas, no es bueno abusar porque arrastran toda la grasa y al final producen desequilibrios en la parte lipídica de tu pelo y cuero cabelludo. También hay que intentar huir, en la medida de tus posibilidades, de los parabenos, siliconas, ftalatos, OMG (organismos genéticamente modificados), triclosán, propilenglicol, polietilenglicol y aceites minerales.

## HAY QUE SABER LAVARSE EL PELO

Tengo una amiga que siempre me habla de mi pelo, que si esto que si lo otro. Al final acabamos nuestras conversaciones hablando de productos para el cabello y ella siempre me dice lo mismo: «Pero si ese ya lo tengo». Y luego me repite: «Yo no sé lo que, pasa pero hay algo que hago mal». Me puse a investigar y llegué a la conclusión de que el problema era que no sabía lavarse el pelo. Parece fácil porque lo hacemos muchas veces al año, pero no es tan simple como creemos.

## CÓMO LAVARSE EL PELO

Como se diría coloquialmente, «cada maestrillo, tiene su librillo», pero en este tema lo mejor es seguir unos pasos para que el pelo quede bien limpio y los productos penetren bien para dejarnos la cabellera resplandeciente. Os los voy a explicar:

1. Desenredar el pelo con un cepillo antes de entrar en la ducha o la bañera. Cepillar bien, deshaciendo todos los nudos.

2. Utilizar el agua tibia para el lavado. No nos viene bien ni muy caliente porque te lo reseca, ni muy fría porque también te puede resecar el pelo.

3. «Donde hay espuma hay limpieza». Error. La espuma tiene mucho oxígeno y te puede oxidar el pelo, con lo cual lo recomendable es ponerse poca cantidad y, si es necesario, más lavados.

4. Empezar por la nuca porque hay más grasa que por la frente, por lo tanto el pelo en esa zona está más sucio.

5. No se frota el pelo al lavarlo. El pelo es como una planta, si la frotas la puedes «deshilachar».

6. Enjuagar bien. No tengas prisa por terminar, este paso es fundamental para eliminar todos los restos de producto y grasa. El buen aclarado es el secreto de una buena limpieza.

7. Con el pelo aún mojado, desenredar suavemente con un peine, empezando por las puntas.

8. Poner la mascarilla o el acondicionador empezando por las puntas para evitar que la raíz coja grasa.

9. Dejar actuar la mascarilla. Esto parece obvio, pero muchas veces nos ponemos una mascarilla y nos la quitamos rápidamente sin dar tiempo a que los ingredientes hagan efecto.

10. Aclarar con agua tibia.

11. Puedes terminar con un baño de agua fría para estimular el riego sanguíneo de la cabeza. Yo no lo hago porque, al tener el pelo seco y rizado, no me gusta la sensación que me deja en el pelo, como de pelo «duro».

12. A la hora de secar, prohibido frotarse con una toalla porque, como os he dicho antes, el pelo es como una planta y pueden abrirse las puntas. Mejor presionar con la toalla, poco a poco hasta que quites toda la humedad.

Las recetas para el pelo y las de gel o jabón líquido de manos se hacen igual, la única variación es si quieres darle más o menos espesor. La diferencia entre el gel y el champú tiene que ver con las plantas que se emplean para cada producto, ya que unas se adaptan mejor al cuero cabelludo y otras a la piel.

. . . . . . . . . . . . . . . . . . . . . . . . . . . . . . . . . . . . . . . . . . . . . . . . . . . . .

# CHAMPÚS PARA CABELLO SECO

## INGREDIENTES

*Infusión de malva*
*1 cucharada de goma xantana*
*Tegobetaína de coco*
*1 cucharada de aceite de germen de trigo*
*10 gotas de aceite esencial de lavanda*
*Aloe vera natural*
*1 cucharadita de glicerina líquida*

## ELABORACIÓN

Primero elaboras la infusión de malva. Una vez colada añades la goma xantana, remueves y a continuación añades la tegobetaína de coco, en una proporción de tres cuartas partes de infusión y una cuarta parte de tegobetaína de coco. Después echas el aceite de germen de trigo, el aloe y la glicerina. Bates todo. Guardas el champú recién elaborado en un recipiente desinfectado.

## NOTA

La glicerina la puedes sustituir por aceite de almendras.

## CHAMPÚ HIDRATANTE PARA EL PELO

### INGREDIENTES

½ taza de jabón líquido de Castilla
200 ml de infusión de cola de caballo
1 cucharadita de miel
5 gotas de aceite esencial de mandarina
3 g de ácido cítrico
10 gotas de extracto de aloe vera

### ELABORACIÓN

Primero haz la infusión de cola de caballo. Deja reposar y cuélala. Después mezcla la infusión con el jabón y agrega la cucharadita de miel, el aceite esencial, el extracto de aloe vera y el ácido cítrico.

### NOTA

Si el jabón de Castilla lo tenemos en barra, caliéntalo al baño María y luego mézclalo con la infusión.

## CHAMPÚ PARA PELO EN SECO

### INGREDIENTES

¼ de taza de cacao en polvo
¼ de taza de almidón de maíz
2 cucharadas de bicarbonato sódico
40 gotas de aceite esencial de vainilla

### ELABORACIÓN

Vierte todos los ingredientes en una batidora y mézclalos muy bien. Coloca el resultado en un salero con tapa. Espolvorea una cantidad equivalente a una cucharadita sobre el cabello. Masajea después el cuero cabelludo. Por último, peina suavemente para retirar la mezcla.

## CHAMPÚ DE MENTA HIDRATANTE

### INGREDIENTES

½ taza de jabón de Castilla líquido
¼ de taza de gel de aloe vera
¼ de taza de agua floral de manzanilla
2 cucharada de glicerina vegetal
1 cucharada de tintura de consuelda
1 cucharada de tintura de romero
1 cucharada de tintura de caléndula
1 cucharada de sal marina triturada
1 cucharada de aceite de jojoba
1 cápsula de vitamina E
20 gotas de aceite esencial de hierbabuena
20 gotas de aceite esencial de laurel

### ELABORACIÓN

Vierte los ingredientes en una botella de plástico o en un bote de champú reciclado y agítalos bien. Guárdalo en el frigorífico durante dos semanas. Cuando lo uses: agita bien el frasco y aplica una pequeña cantidad sobre el pelo mojado y masajea de raíces a puntas. Aclara con agua templada y repite si es necesario. Este champú no forma mucha espuma. Después del aclarado utiliza acondicionador si fuera necesario.

# CHAMPÚ PARA CABELLO GRASO

## INGREDIENTES

*Agua de rosas*
*Goma santana*
*Tegobetaína de coco*
*6 gotas de aceite esencial de salvia*
*6 gotas de aceite esencial de cedro*
*6 gotas de aceite esencial de romero*

## ELABORACIÓN

Mezclas los ingredientes. Al agua de rosas le añades la goma xantana y remueves. Después echas la tegobetaína de coco y, por último, los aceites esenciales. Siempre en una proporción de tres cuartas partes de agua por una cuarta parte de tegobetaína de coco. Bates. Guardas el champú recién elaborado en un recipiente desinfectado.

## NOTA

Puedes sustituir la goma xantana por goma guar o agar agar.

# CHAMPÚ PARA CABELLOS RUBIOS Y DELICADOS

## INGREDIENTES

*Infusión de camomila y avena*
*1 cucharada de goma xantana*
*Tegobetaína de coco*
*7 gotas de aceite esencial de limón*

## ELABORACIÓN

Primero elaboras la infusión de camomila y avena. Después cuelas, añades la goma xantana y remueves. Después echas la tegobetaína de coco y, por último, los aceites esenciales. Siempre en una proporción de tres cuartas partes de agua por una cuarta parte de tegobetaína de coco. Bates. Guardas el champú recién elaborado en un recipiente desinfectado.

# CHAMPÚ PARA CABELLO SECO, CON PERMANENTE O TEÑIDO

## INGREDIENTES

*Agua de hamamelis*
*1 cucharada de goma xantana*
*Tegobetaína de coco (la base lavante)*
*1 cucharada de glicerina líquida*
*6 gotas de aceite esencial de geranio*
*4 gotas de aceite esencial de romero*
*6 gotas de aceite esencial de lavanda*

## ELABORACIÓN

Por un lado añade la goma xantana al agua de hamamelis y remueve. Después añade la tegobetaína de coco, la glicerina líquida y, por último, los aceites esenciales y remueve otra vez. Siempre en una proporción de tres cuartas partes de agua por una cuarta parte de tegobetaína de coco. Guarda el champú recién elaborado en un recipiente desinfectado.

# CHAMPÚ ANTICAÍDA

## INGREDIENTES

*Infusión de ortiga*
*Infusión de romero*
*Infusión de abrótano macho*
*Goma xantana*
*Tegobetaína de coco*
*6 gotas de aceite esencial de romero*
*10 gotas de aceite esencial de cedro del Atlas*

## ELABORACIÓN

Primero elabora la infusión de romero, ortiga y abrótano macho, cuela y añade la goma xantana. Remueve. Después añade la tegobetaína de coco, los aceites esenciales y remueve otra vez. Siempre en una proporción de tres cuartas partes de agua por una cuarta parte de tegobetaína de coco. Guarda el champú recién hecho en un recipiente desinfectado.

# CHAMPÚ ANTICASPA

## INGREDIENTES

*250 g de infusión de ortiga*
*1 cucharada de goma xantana*
*1 cucharada de vinagre de manzana*
*125 g de tegobetaína de coco*
*6 gotas de árbol de té*
*10 gotas de aceite esencial de menta*

## ELABORACIÓN

Primero elabora la infusión de ortiga y cuela, para después añadir la goma xantana y el vinagre de manzana. Remueve. Después echa la tegobetaína de coco, los aceites esenciales y remueve otra vez. Siempre en una proporción de tres cuartas partes de agua por una cuarta parte de tegobetaína de coco. Guarda el champú recién hecho en un recipiente desinfectado.

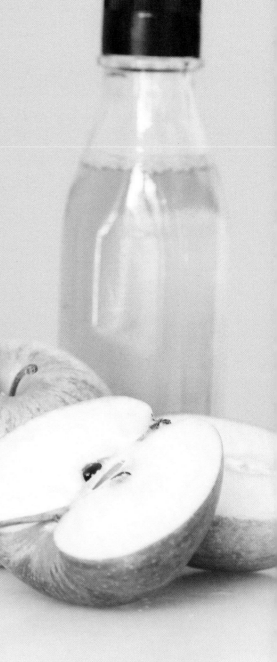

# SUAVIZANTE DE CAFÉ

## INGREDIENTES

*1 cucharadita de aceite de jojoba*
*1 taza de leche de coco*
*1 taza de café frío*

## ELABORACIÓN

Vertemos los ingredientes en un frasco y listo para usar. Lo utilizamos con el cabello húmedo y recién lavado. Lo dejamos actuar 5 minutos. Aclaramos con abundante agua.

# CHAMPÚ DE NIÑOS PARA MAYORES

## INGREDIENTES

*2 tazas de agua destilada*
*1 cucharada sopera de flores de caléndula*
*1 cucharada sopera de flores de manzanilla*
*1 cucharada de ortigas*
*2 cucharadas de perejil*
*20 gotas de aceite esencial de lavanda*
*½ cucharada de aceite de jojoba*
*½ taza de champú para bebés*

## ELABORACIÓN

En una cazuela lleva el agua a ebullición. Retira. Añade las hierbas y tapa. Deja reposar veinte minutos. Cuela y echa todos los aceites y agítalos. Luego añade el champú base y vuélvelo a agitar para mezclarlo bien.

## AVISO

Los champús para niños suelen ser más naturales, no contienen tantos químicos que barren la capa de grasa natural, por eso hay algunos muy buenos que los puedes enriquecer según tus necesidades.

## NOTA

Si tienes el pelo graso puedes añadirle hojas de romero, peladura de naranja o limón, y aceite esencial de árbol de té.

## LOCIONES

Se usan para después del champú y no hay que aclararlas, porque si no perderían sus efectos. Algunas tienen un olor fuerte pero después de la aplicación, en pocos minutos, desaparece el olor.

# LOCIÓN PARA EL PELO Y CUERO CABELLUDO

### INGREDIENTES

*1 manzana grande pelada y cortada en trozos pequeños*
*2 cucharadas de vinagre de sidra*
*2 tazas de agua*

### ELABORACIÓN

Mezcla todos los ingredientes en la batidora a máxima potencia. Luego cuela. Aplica la loción después del lavado. Date un masaje y aclárate el pelo.

### NOTA

Gracias a la amilasa y al ácido málico de la manzana conseguimos exfoliar el cuero cabelludo. El vinagre de sidra ayuda a restaurar el ph de la piel.

# LOCIÓN ANTICASPA

### INGREDIENTES

*50 g de tomillo*
*50 ml de agua mineral*
*10 ml de jugo de aloe vera*
*10 ml de agua floral de árbol de té*
*10 gotas de extracto de semilla de pomelo*

### ELABORACIÓN

Con las hojas de tomillo y el agua haces una infusión. Cuelas y dejas enfriar. Luego añades el jugo de aloe, el agua floral y el extracto de semilla de pomelo. Agitas y lo vuelves a hacer antes de cada uso. Te la pones en el cuero cabelludo después de lavarte el pelo y la dejas secar al aire.

CHAMPÚS

## LOCIÓN PARA CABELLO OSCURO

### INGREDIENTES

*1 cucharada de hojas de romero*
*1 cucharada de hojas de tomillo fresco*
*2 tazas de agua hirviendo*

### ELABORACIÓN

Pones las hojas en un bol y viertes sobre ellas agua hirviendo. Lo dejas así hasta que se enfríe para después colar el líquido. Te aplicas la loción después de lavarte la cabeza y la dejas actuar unos 30 minutos o más. Después en el aclarado final utilizas dos cucharadas de vinagre de sidra.

### NOTA

Esta receta es muy antigua ya que el tomillo y el romero se han empleado durante siglos para oscurecer el pelo y mantenerlo suave. Además del color, te protegen el cuero cabelludo previniendo la aparición de caspa. Para oscurecer el pelo se necesitan unas cuantas aplicaciones, son sutiles pero al final se notan y no estropean el pelo.

## LOCIÓN HIDRATANTE PARA EL PELO CASTAÑO

### INGREDIENTES

*Infusión concentrada de té negro*
*1 cucharadita de aceite de jojoba*

### ELABORACIÓN

Para la infusión concentrada de té negro, primero calientas agua mineral y, cuando llegue a ebullición, pones unas ocho bolsas de té negro o dos cucharadas colmadas de té negro a granel. Las dejas reposar media hora. Luego cuelas y añades el aceite de jojoba. Si no tienes este aceite puedes poner de oliva o de coco. Después de echártelo en el pelo, te lo envuelves con una toalla caliente y dejas que la loción actúe unos 20 minutos como mínimo. Aclaras abundantemente con agua templada.

## LOCIÓN PARA CABELLO CLARO

### INGREDIENTES

*1 taza de pétalos de caléndula frescos*
*2 tazas de agua hirviendo*

### ELABORACIÓN

Pon los pétalos sobre un bol y vierte sobre ellos el agua hirviendo. Dejas enfriar la infusión y cuelas la mezcla para luego aplicártela con el pelo recién lavado.

### NOTA

Las hojas de caléndula son inconfundibles, muy amarillas. Esta receta también es muy antigua. Las mujeres de pelo rubio la utilizaban para enfatizar su color y las de pelo oscuro para sacarle brillo.

## LOCIÓN BÁSICA PARA EL CRECIMIENTO DE PELO

### INGREDIENTES

*2 tazas de agua destilada*
*2 cucharadas de ortiga verde*
*50 ml de vinagre de manzana*
*7 gotas de esencia de laurel*

### ELABORACIÓN

Prepara la infusión de ortiga verde. Deja enfriar y después mezcla con el vinagre y la esencia.

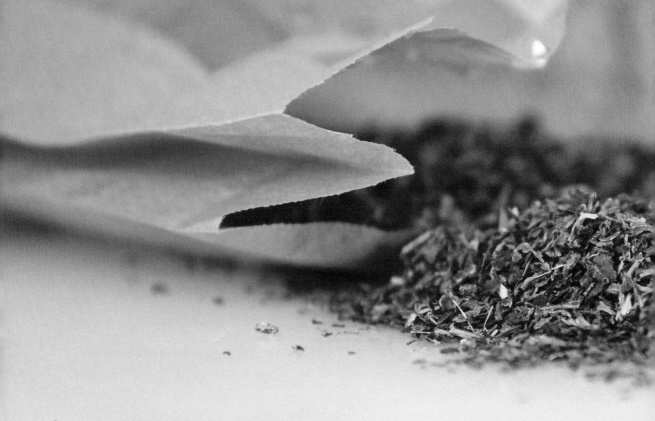

# LOCIÓN DE MANZANILLA

## INGREDIENTES

*2 tazas de agua destilada*
*1 cucharada de milenrama*
*1 cucharada de flores de caléndula o manzanilla*
*6 gotas de aceite esencial de menta*

## ELABORACIÓN

En una cazuela llevas el agua a ebullición. Retiras del fuego el recipiente, añades las hierbas, tapas y dejas macerar durante 30 minutos. Añades el aceite esencial, remueves y filtras. La guardas y en cada uso agitas bien. Después de una semana hay que descartarla.

## NOTA

Este tónico es astringente y relajante para pieles acneicas. También lo puedes usar para el pelo o cuero cabelludo graso.

# LOCIÓN PARA LA CASPA

## INGREDIENTES

*2 tazas de agua destilada*
*2 cucharadas de ortiga verde*
*50 ml de vinagre de manzana*
*7 gotas de aceite esencial de eucalipto*
*7 gotas de aceite esencial de árbol de té*
*7 gotas de aceite esencial de lavanda*

## ELABORACIÓN

Elabora la infusión con la ortiga. Deja enfriar y después mezcla con el vinagre y las esencias.

# LOCIÓN ANTICAÍDA

## INGREDIENTES

*150 ml de infusión de romero, cola de caballo y ortigas*

## ELABORACIÓN

Elabora la infusión y deja que se enfríe. Guárdala en un bote con difusor. Agita antes de usar.

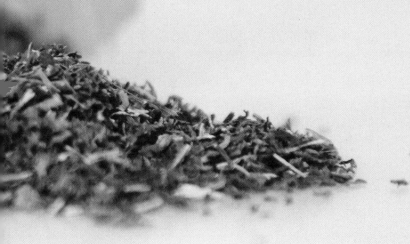

## MASCARILLAS

La mascarilla es un producto que nos ponemos después de habernos lavado el pelo y haberlo enjuagado bien. Aportan lo que nuestro pelo necesita en cuestión de hidratación, nutrición y brillo.

# MASCARILLA DE AGUACATE

### INGREDIENTES

*1 aguacate*
*1 yogur natural*

### ELABORACIÓN

Mezcla un aguacate con un yogur natural, aplícatelo en el cabello y déjalo actuar durante 20 minutos. Aclara con agua tibia.

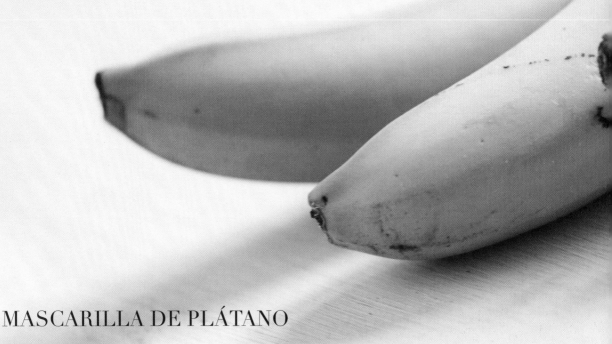

# MASCARILLA DE PLÁTANO

### INGREDIENTES

*1 plátano*
*Zumo de medio limón*
*1 cucharada de aceite de girasol*

### ELABORACIÓN

Machaca un plátano maduro con una cucharada de zumo de limón y una cucharada de aceite de girasol. Mézclalo bien hasta que quede una pasta homogénea. Aplícatelo en el pelo, deja actuar durante 30 minutos y aclara con agua.

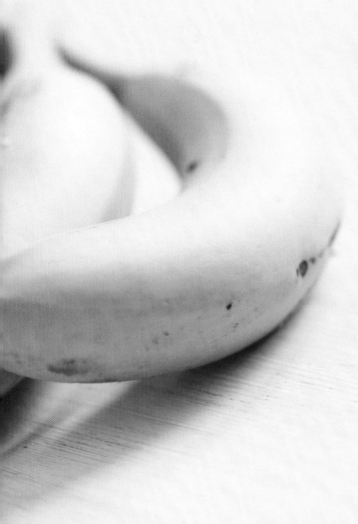

# MASCARILLA DE MIEL

### INGREDIENTES

*30 ml de aceite de almendras*
*10 ml de aceite de germen de trigo*
*1 cucharada de miel*

### ELABORACIÓN

Mezcla el aceite de almendras, el aceite de germen de trigo y una cucharada de miel. Aplícatelo en el pelo y deja actuar 10 minutos. Después aclara el cabello.

# MASCARILLA DE HUEVO

### INGREDIENTES

*Zumo de medio limón*
*1 yema de huevo*
*1 cuchara de aceite de oliva*

### ELABORACIÓN

Mezcla el zumo de medio limón, la yema de un huevo y una cucharada de aceite de oliva. Aplícatelo en en el cabello mojado y déjalo actuar durante 5 minutos. Después aclara el cabello.

## MASCARILLA PARA LA CAÍDA DEL CABELLO

### INGREDIENTES

*50 g de aceite de ricino*
*15 gotas de aceite esencial de jojoba*
*15 gotas de aceite esencial de romero*

### ELABORACIÓN

Mezcla a partes iguales aceite de ricino y aceite de jojoba. Por cada 100 g de mezcla añade 15 gotas de aceite esencial de romero.

## MASCARILLA PROTEICA

### INGREDIENTES

*1 huevo*
*1 cucharada de yogur natural*
*5 gotas de aceite esencial de laurel*
*5 gotas de aceite esencial de romero*

### ELABORACIÓN

Mezclamos en un bol el huevo, el yogur y el aceite esencial. Luego aplicamos en toda la melena y el cuero cabelludo. Nos cubrimos la cabeza y lo dejamos actuar 20 minutos. Aclaramos con abundante agua tibia. Si es necesario, después acondiciona tu cabello.

### NOTA

Si no quieres acondicionar después el pelo y lo tienes seco puedes poner una cucharadita de aceite de coco a la mezcla.

## MASCARILLA REPARADORA DE COCO

### INGREDIENTES

*½ aguacate*
*1 cucharada de aceite de coco*
*1 cucharada de aceite de almendras o nim*
*1 cucharada de aceite de oliva*
*1 cucharada de miel*

### ELABORACIÓN

Pon en un bol el aguacate y tritúralo hasta obtener una pasta cremosa. Añade el resto de ingredientes y vuelve a mezclar. Listo. Deja actuar la mascarilla 20 minutos en el pelo. Luego lávalo de nuevo y acondiciona si fuera necesario.

## MASCARILLA PARA DAR VOLUMEN CON HENNA NEUTRA

### INGREDIENTES

*100 g de henna neutra*
*5 ml de agua mineral*
*½ yogur de soja*
*Zumo de medio limón*
*3 gotas de aceite esencial de lavanda*
*3 gotas aceite de aceite de coco*

### ELABORACIÓN

En un recipiente de cristal vierte la henna. Pon el agua y el zumo de limón en un cazo a fuego lento y cuando estén calientes (sin hervir) échalo todo en la henna. Luego añadimos el yogur y el aceite esencial. Mezcla hasta que quede una pasta y ya está listo para usar.
Si tienes el pelo seco puedes emplear dos cucharadas de aceite de coco (pero que antes se derritan con el agua y el zumo de limón) y verterlo todo en la henna, luego repetimos el proceso echando el yogur y el aceite esencial a esta nueva mezcla.

### NOTA

Puedes usar henna con color, pero entonces tienes que dejar reposar el preparado 30 minutos.

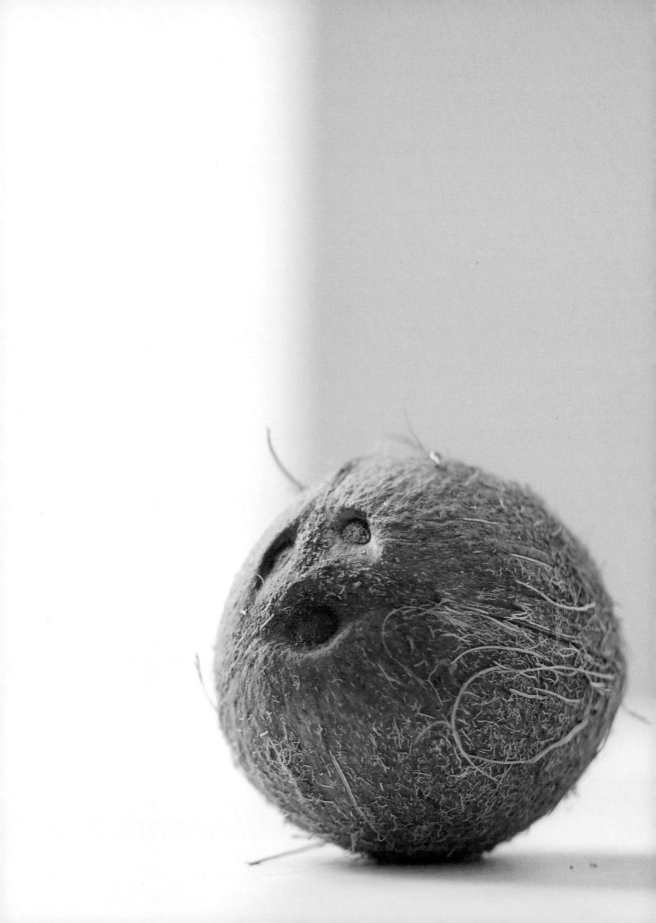

# MASCARILLA DE MELAZA PARA CABELLO MUY CASTIGADO

## INGREDIENTES

*½ taza de melaza*
*1 yema de huevo*
*¼ de aguacate triturado*

## ELABORACIÓN

Mezcla todos los ingredientes hasta formar una pasta espesa. Aplícala sobre el cabello mojado. Tapa el cabello con un gorro y deja actuar 30 minutos. Aclara. Luego te puedes aplicar un champú suave.

# MASCARILLA DE CLOROFILA

## INGREDIENTES

*40 g de aceite de aguacate*
*20 g de aceite de oliva*
*11 g de emulsionante*
*120 ml de agua mineral*
*Una pizca de ácido cítrico*
*1 cucharada de clorofila líquida*
*12 gotas de vitamina E*
*20 gotas de aceite esencial de hierba de limón*
*20 gotas de aceite esencial de verbena*
*30 gotas de extracto de semilla de pomelo (conservante)*

## ELABORACIÓN

Empieza mezclando en un recipiente de cristal el aceite de aguacate, el aceite de oliva, el agua y el emulsionante. Luego añade el ácido cítrico. A continuación pon la cucharada de clorofila y las gotas de los aceites esenciales. Por último, añade las gotas de vitamina E.

## NOTA

El aceite esencial de hierba de limón tiene propiedades vasodilatadoras que favorecen la microcirculación, además es seborregulador y antibacteriano.

## SÉRUM PROTECTOR SOLAR

### INGREDIENTES

*1 cápsula de vitamina E*
*1 cucharadita de aceite de coco*
*1 cápsula de lecitina de soja*
*1 cucharadita de oliva virgen*
*1 cucharadita de aceite de sésamo*

### ELABORACIÓN

Mezcla los ingredientes y agítalos. Listo para usar. Te lo puedes aplicar antes de ir a la playa o a la montaña. El aceite más importante de la mezcla es el de coco porque es el verdadero protector. Después, si no tienes vitamina E puedes ponerle aceite de germen de trigo.

## SÉRUM PUNTAS ABIERTAS

### INGREDIENTES

*5 g de aceite de baobab*
*10 g de vitamina E o 5 g de lecitina líquida*

### ELABORACIÓN

Mezcla los ingredientes y pon el sérum en las puntas.

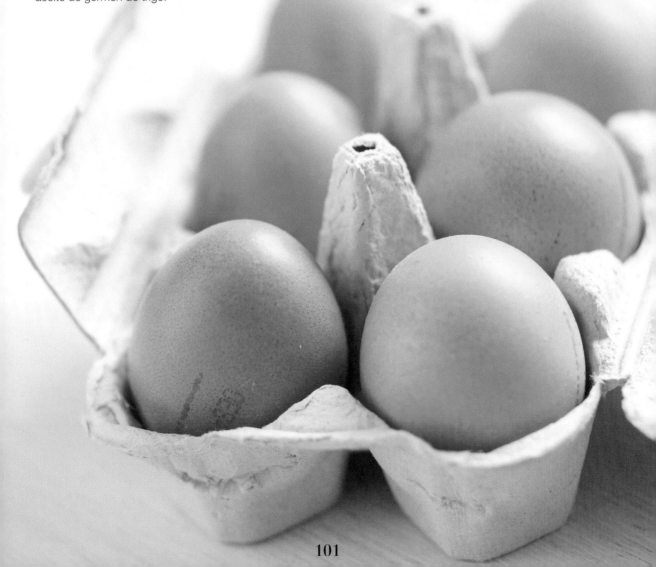

# PREPARADO PARA DAR UN TOQUE PLAYERO A TU PELO

## INGREDIENTES

*½ taza de leche de coco*
*½ taza de agua destilada*
*1 cucharada de sal marina*
*1 cucharadita de aceite de coco*

## ELABORACIÓN

Calienta la leche de coco y el agua en un cazo pequeño a fuego lento. Añade la sal marina y el aceite de coco hasta que se disuelvan. Deja enfriar la mezcla y métela en una botella con vaporizador. Te lo aplicas con el pelo húmedo y dejas que se seque solo.

## NOTA

Puedes hacerlo con infusión de manzanilla o caléndula en vez de usar agua destilada, o añadirle unas gotas de limón si quieres que se te aclare un poco el pelo. Si quieres mantener el tono oscuro le puedes poner una infusión de té negro o agua de romero.

# ESPRAY PARA APORTAR VOLUMEN

## INGREDIENTES

*¾ de taza de agua floral de rosa*
*2 cucharadas de sales de Epson*
*1 cucharada de vodka*
*6 gotas de absoluto jazmín*

## ELABORACIÓN

Vierte el agua floral y las sales de Epson en una cazuela pequeña. Caliéntalos a fuego bajo hasta que la sal se haya disuelto. Déjalo enfriar. En un frasco con atomizador vierte el vodka y añade el jazmín. Agita para mezclar bien. Luego, añade la mezcla de sal al frasco y agítala. Rocía el espray sobre el cabello limpio secado con toalla y déjalo al aire.

## NOTA

Si lo usamos a menudo conviene utilizar una mascarilla semanal y acondicionador porque la sal puede resecar el pelo.

# TÓNICO DE AVENA PARA EL PELO

## INGREDIENTES

*1 cucharada de flores secas de manzanilla*
*1 cucharada de flores secas de cola de caballo*
*1 cucharada de copos avena*
*1 taza de agua hirviendo*
*El zumo recién exprimido de una lima*

## ELABORACIÓN

Pon las hierbas en una cacerola pequeña y añade el agua hirviendo. Cubre la cacerola y deja que se haga la infusión. Luego espera a que se enfríe. Después, cuélala y viértela en un frasco con atomizador junto con el zumo de lima. Aplica el tónico tras el lavado. Puedes aclararlo o no.

CAPÍTULO 8
# EL CUERPO

El cuerpo, la parte más grande y quizá la que menos cuidamos. Le damos mucha importancia a la cara, el pelo o las manos pero muchas veces nos olvidamos de los codos, las rodillas o la espalda, que son partes de la piel que sufren especialmente. Muchas veces nos afectan cosas que ni nosotros mismos sabemos, por eso hay que estar pendiente del cuerpo, porque eso nos fortalecerá. Además, como ya os he dicho, no hay que olvidar que la piel y todas las células de tu cuerpo tienen memoria. Las cremas hidratantes protegen y calman la piel. Hidratan tras el baño y ayudan a mantener sus niveles óptimos de hidratación durante el día, haciendo que permanezca suave y elástica. Si tienes la piel muy seca, lo mejor es prepararse una manteca porque tiene un alto poder hidratante.

A la hora de aplicarte el producto por el cuerpo aprovecha para hacerte un suave masaje, que tendrá efectos no solo físicos sino también anímicos y emocionales. Es uno de los mejores antídotos contra el estrés. Si no te da tiempo a masajearte todo el cuerpo no dejes de poner especial atención desde la punta de los dedos de las manos hasta los codos, y desde la punta de los dedos de los pies hasta las rodillas, tanto por delante como por detrás. Estas zonas tienen puntos enormemente importantes de los meridianos energéticos que son fundamentales para el bienestar.

MANTECAS CORPORALES

• • • • • • • • • • • • • • • • • • • • • • • • • • • • • • • • • • • • • • • • • • • • • • • • • • •

# MANTECA CORPORAL DE NARANJA SILVESTRE

## INGREDIENTES

*1 taza de manteca de cacao en láminas*
*1 o 2 cucharadas de aceite de almendra o de coco*
*8 gotas de aceite de vitamina E*
*8 gotas de aceite esencial de naranja silvestre*

## ELABORACIÓN

Ablanda la manteca de cacao al baño María o en el microondas empleando intervalos de 5 segundos. Debe quedar blanda, como la mantequilla, pero no líquida. Bate la manteca de cacao con una batidora con base o de mano mientras añades lentamente el aceite de almendra. Echa la vitamina E y aceite esencial. Bátelo todo para que se mezcle bien. Guárdalo en un recipiente hermético. Para evitar que la manteca se contamine con bacterias, manipúlala con las manos limpias. Esta mezcla se conserva durante unos tres meses.

# MANTECA CORPORAL DE COCO, MIEL Y POMELO

## INGREDIENTES

*1 taza de manteca de karité*
*1 taza y media de aceite de coco sólido*
*3 cucharadas de miel*
*2 cucharadas de cáscara de pomelo (si se desea, se puede sustituir por un aceite esencial)*

## ELABORACIÓN

Mezcla todos los ingredientes hasta obtener una mezcla homogénea. Pásalo a un recipiente y tápalo. Aunque al principio la mezcla tenga una consistencia blanda, se solidificará más o menos en un día. Guárdala en un lugar fresco y seco y en un frasco hermético. Esta receta se conserva durante una semana. Para que dure más tiempo, elimina la cáscara, métela cerrada herméticamente en la nevera y emplea un conservante soluble en aceite.

# MANTECA CORPORAL BATIDA DE LIMA CON ACEITE DE COCO

## INGREDIENTES

*1 taza de manteca de nuez de macadamia*
*½ taza de aceite de coco*
*1 cucharada de aceite de oliva*
*2 cucharadas de gel de aloe vera*
*20 gotas de aceite esencial de lima*
*20 gotas de aceite esencial de limón*

## ELABORACIÓN

Coloca todos los ingredientes en un bol mezclador. No derritas el aceite de coco, ya que solo podrás batirlo en estado sólido. Mezcla durante tres o siete minutos con una batidora de varillas eléctrica a máxima velocidad hasta que obtengas una consistencia ligera. Cuando lleves 3 minutos, comprueba si ha alcanzado la consistencia deseada, hasta llegar al punto. Con una cuchara, pasa la manteca a un frasco de cristal y ciérrala herméticamente para su conservación. Almacénala a temperatura ambiente. Si hace tanto calor que el aceite se derrite, guárdala en la nevera.

## NOTA

Esta mezcla se conserva durante unos tres meses.

MANTECAS CORPORALES CURATIVAS

Estas recetas no solo hidratan, sino que poseen propiedades terapéuticas increíbles. Son extremadamente buenas para proteger y calmar la piel.

# MANTECA CORPORAL REPARADORA

## INGREDIENTES

½ taza de manteca de cacao
½ de taza de manteca de karité
5 ml de aceite de argán
10 ml de aceite de escaramujo
10 gotas de olíbano
20 gotas de extracto de vainilla

## ELABORACIÓN

Derrite la manteca de cacao y de karité al baño María a fuego bajo. Una vez se haya fundido (tardará unos 30 minutos), añade los ingredientes restantes. Sitúa la mezcla en una batidora con base o bien emplea un bol y una batidora de mano con la varilla incorporada y bate. Vierte el resultado en un recipiente hermético y que se enfríe en la nevera. Esta mezcla se conserva durante unos tres meses.

# MANTECA CORPORAL BATIDA CALMANTE DE NARANJA Y VAINILLA

## INGREDIENTES

¾ taza de aceite de coco
¾ de taza de manteca de karité
1 cucharada de aceite de jojoba
1 cucharada de aceite de vitamina E
10 gotas de aceite esencial de lavanda
20 gotas de aceite esencial de naranja
1 cucharadita de extracto de vainilla

## ELABORACIÓN

Pon el aceite de coco y la manteca de karité en un bol. Mezcla con la batidora de mano, empieza a una velocidad baja incorporando el aceite de jojoba, las gotas de los aceites esenciales y el extracto de vainilla. Una vez incorporados los ingredientes, bátelos a velocidad alta hasta que adquieran una consistencia ligera y esponjosa. Incorpora la vitamina E. Vuelve a batir con la batidora hasta conseguir una mezcla homogénea. Guarda la manteca en un recipiente hermético en un lugar fresco y oscuro. Esta manteca se mantiene en buenas condiciones alrededor de dos meses.

# LECHE CORPORAL PARA PIEL SECA

## INGREDIENTES

*60 g agua de azahar, destilada o infusión*
*2 g de cera de abeja*
*2 g de manteca de cacao o karité*
*10 g de aceite de aguacate*
*50 g de aceite de almendras*
*1 g de bórax*
*5 gotas de ciprés*
*5 gotas de pomelo*
*5 gotas de geranio*
*5 gotas de hierba de limón*
*5 gotas de lavanda*

## ELABORACIÓN

En una cazuela preparada para hacer al baño María coloca la cera y la manteca, el aceite de aguacate y almendras a fuego lento, entre 40 y 50 grados. En otra cazuela pon el agua y añade el bórax y lo disuelves con una cuchara mientras se calienta a la misma temperatura que los aceites. Después mezcla ambos cazos y bate. Para finalizar, vierte los aceites esenciales. Lo echas caliente en un tarro y no cierras hasta que se enfríe.

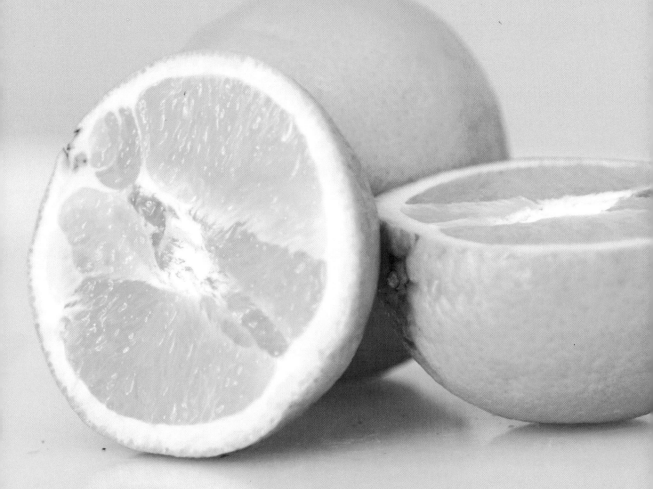

CREMAS

## CREMA PIERNAS CANSADAS EFECTO FRÍO

### INGREDIENTES

*80 g infusión de castaño de Indias*
*7 g de cera de abeja*
*10 g de manteca karité*
*20 g de aceite de coco*
*20 g de aceite de sésamo*
*1 g de bórax*
*7 gotas de aceite esencial de romero*
*5 gotas de menta piperita*
*5 gotas de ciprés*
*1,5 g de mentol en cristales*

### ELABORACIÓN

En una cazuela preparada para hacer al baño María colocas la cera y la manteca, el aceite de coco y el de sésamo a fuego lento (entre 40 y 50 grados). En otro recipiente pones la infusión de castaño de Indias y añades el bórax y lo disuelves con una cuchara mientras se calienta a la misma temperatura que los aceites. Después mezclas ambos cazos y bates. Para finalizar, viertes el mentol y los aceites esenciales. Remueves. Lo echas caliente en un tarro y no cierras hasta que se enfríe.

## CREMA DE MIEL PARA HIDRATAR

### INGREDIENTES

*1 cucharadita de miel fluida*
*2 cucharadas de aceite de almendras*
*2 cucharadas de manteca de cacao*
*1 cucharada de lanolina líquida*
*1 g de jalea real*
*Agua de rosas*

### ELABORACIÓN

Pon en un recipiente al baño María una cucharadita de miel fluida, dos cucharadas de aceite de almendras, otras dos de manteca de cacao y una de lanolina líquida. Deja enfriar y añade la jalea real. Posteriormente agrega el agua de rosas poco a poco, hasta tener la textura deseada. Utiliza la batidora eléctrica para así conseguir una mezcla homogénea. Si te la aplicas por todo el cuerpo, acentúa la luminosidad del bronceado y lo mantiene durante más tiempo.

### NOTA

La miel tiene un gran poder bactericida. Contiene potasio, sodio, magnesio, hierro, cobre, fósforo, manganeso, calcio, fructosa y vitaminas B1, B2 y C.

# PEELING EXPRÉS ANTICELULÍTICO

## INGREDIENTES

*½ taza de café molido*
*½ taza de aceite de almendras*
*20 gotas de aceite esencial de abedul*

## ELABORACIÓN

Mezcla los ingredientes y déjalos reposar. Guarda la mezcla en un tarro de cristal. Después aplícala con movimientos circulares antes de la ducha.

# ACEITE CIRCULATORIO

## INGREDIENTES

*100 g de aceite de sésamo*
*20 g de glicerina líquida*
*1 cucharadita de lecitina*
*150 ml de infusión de ortiga verde*
*15 gotas de extracto de castaño de Indias*
*15 gotas de extracto de rusco*
*10 gotas de aceite esencial de canela*
*10 gotas de aceite esencial de naranjo*
*10 gotas de aceite esencial de ciprés*

## ELABORACIÓN

Primero prepara la infusión de ortiga, cuélala y resérvala. Por otro lado pon a calentar al baño María el aceite y la lecitina. Cuando alcance una temperatura de 60-70 grados retírala del fuego, vierte la mezcla en un tarro de cristal y batimos. Añade poco a poco la infusión a la que has incorporado los extractos, la glicerina y vuelve a batir. Por último, añade los aceites esenciales. Y bate de nuevo.

## NOTA

La infusión y el aceite antes de la mezcla deben estar a la misma temperatura.

# GEL DE LAVANDA

### INGREDIENTES

*Hojas secas de espliego*
*1 cucharada de goma xantana*
*Tegobetaína de coco*
*10 gotas de aceite esencial de manzanilla*

### ELABORACIÓN

Con las hojas secas de espliego elaboras una infusión. Después de colarla, añades la goma xantana y a continuación lo mezclas con la tegobetaína de coco en una proporción de tres cuartas partes de agua y una cuarta parte de la tegobetaína. Finalmente añade el aceite esencial de manzanilla.

# GEL DE NARANJA ESTIMULANTE

### INGREDIENTES

*Infusión de canela*
*Tegobetaína de coco*
*10 gotas de aceite esencial de naranja dulce*

### ELABORACIÓN

Primero prepara la infusión de canela y luego añade la tegobetaína de coco en una proporción de tres cuartas partes de agua y una cuarta parte de la tegobetaína. Una vez obtenida la mezcla, añade las gotas de aceite esencial.

### NOTA

Si te sale muy líquido le puedes poner goma xantana directamente porque no hace falta que esté caliente para emulsionar.

PARA LA BAÑERA · SALES DE BAÑO

. . . . . . . . . . . . . . . . . . . . . . . . . . . . . . . . . . . . . . . . . . . . . . . . .

# SALES DE BAÑO DE LAVANDA

### INGREDIENTES

*250 g de sal marina gruesa (la de horno es mejor porque es más gorda)*
*Colorante en polvo (opcional)*
*10 gotas de aceite esencial de lavanda*
*Para decorar, pétalos de rosa, caléndula…*

### ELABORACIÓN

Mezcla la sal con el colorante y luego añade la esencia. Envasa y listo para su uso. Puedes añadir flores secas o capas de distintos colores de sal para decorar el frasco.

# SALES DE BAÑO DE MANDARINA

### INGREDIENTES

*250 g de sal marina gruesa*
*2 cucharadas de bicarbonato sódico*
*1 cucharada de sal de Epsom (sulfato de magnesio)*
*1 cucharada de glicerina (opcional)*
*20 gotas de aceite esencial de mandarina*

### ELABORACIÓN

Mezcla las sales con el aceite esencial y luego añade la glicerina.

# SALES AROMÁTICAS ESTIMULANTES

### INGREDIENTES

*150 g de bicarbonato sódico*
*30 gotas de esencia de tomillo*
*20 gotas de esencia de lavanda*
*10 gotas de esencia de romero*

### ELABORACIÓN

Impregna el bicarbonato sódico con la mezcla de esencias. Guárdalo en un frasco hermético. Tiene propiedades estimulantes, antirreumáticas y anti-sépticas. La recomiendo en casos de fatiga física e intelectual, reumatismo y problemas circulato-rios.

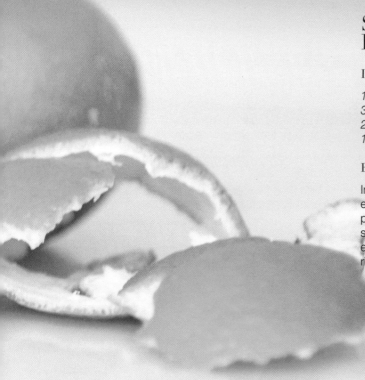

ACEITES

## ACEITE PARA DRENAJE LINFÁTICO

### INGREDIENTES

*100 ml de aceite de sésamo*
*20 gotas de aceite esencial de abedul*
*10 gotas de aceite esencial de romero*
*10 gotas de aceite esencial de enebro*
*5 gotas de aceite esencial de pomelo*

### ELABORACIÓN

En un recipiente opaco y desinfectado viertes el aceite de sésamo luego añades los aceites esenciales. Agítalo antes de usarlo.

### NOTA

Se pueden usar unas gotas para abrir los ganglios.

## ACEITE PARA RETENCIÓN DE LÍQUIDOS

### INGREDIENTES

*100 ml de aceite de almendras*
*20 gotas de aceite esencial de orégano*
*20 gotas de aceite esencial de hinojo*
*10 gotas de aceite esencial de ciprés*
*5 gotas de aceite esencial de tomillo*
*5 gotas de aceite esencial de pomelo*

### ELABORACIÓN

En un recipiente opaco y desinfectado viertes el aceite de almendras y luego añades los aceites esenciales. Agítalo antes de usarlo.

## ACEITE PARA LA CELULITIS

### INGREDIENTES

*100 ml de aceite de sésamo*
*20 gotas de aceite esencial de naranjo*
*20 gotas de aceite esencial de canela*
*10 gotas de aceite esencial de espliego*
*10 gotas de aceite esencial de ciprés*
*5 gotas de aceite esencial de pomelo*

### ELABORACIÓN

En un recipiente opaco y desinfectado viertes el aceite de sésamo y luego añades los aceites esenciales. Agítalo antes de usarlo.

## ACEITE PARA PIEL IRRITADA

### INGREDIENTES

*50 ml de aceite de oliva virgen*
*10 ml de aceite de caléndula*
*5 g de aceite de germen de trigo*
*2 gotas de esencia de romero*
*2 gotas de aceite esencial de lavanda*
*2 gotas de aceite esencial de semilla de zanahoria*
*2 gotas de aceite esencial de manzanilla romana*
*2 gotas de aceite esencial de hipérico*

### ELABORACIÓN

En un recipiente opaco y desinfectado viertes el aceite de oliva y el de caléndula, luego añades los aceites esenciales. Agítalo antes de usarlo.

### NOTA

Este aceite se puede utilizar en eccemas.

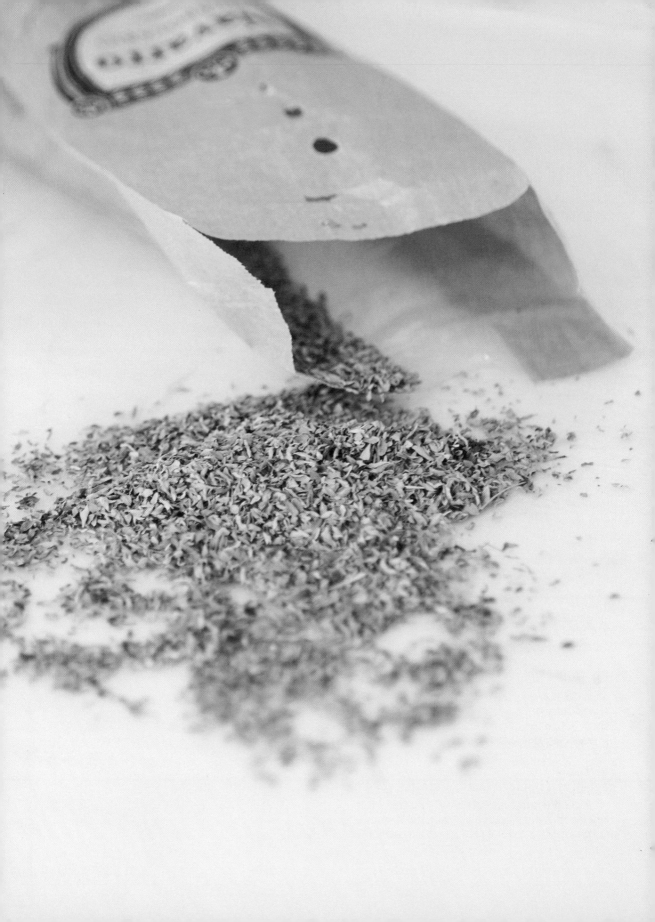

## LA PIEL DEL NIÑO

La piel de los niños es muy fina, mucho más sensible y delicada que la de los adultos. Además, en los niños, las funciones de intercambio de la piel con el exterior están mucho más estimuladas que en una persona adulta. En contrapartida con esta actividad cutánea más intensa, el equilibrio de su piel es muy inestable, lo que hace necesario proteger con cautela su integridad y preservarla con una higiene escrupulosa. De igual forma, es importante extremar las precauciones cuando vayas a aplicar ungüentos y pomadas a los pequeños. En lugar de polvos de talco, es mejor utilizar arcilla blanca.

# ACEITE CORPORAL DE MANZANILLA

## INGREDIENTES

*4 cucharaditas de manzanilla seca*
*60 ml de aceite de jojoba*
*30 ml de aceite de almendras dulces*
*5 ml de aceite de aguacate*

## ELABORACIÓN

Coloca en un frasco de cristal las flores de manzanilla y cúbrelas con la mezcla de los aceites. Cierra el frasco y colócalo en un lugar oscuro durante tres semanas, luego filtra el macerado. Para su aplicación, ponte unas gotas en la mano, se puede mezclar con una cucharadita de agua opcionalmente, y realiza un ligero masaje por todo el cuerpo.

# ACEITE DE HIPÉRICO

## INGREDIENTES

*10 g de flores de hipérico*
*100 g de aceite de almendras dulces (también se puede hacer con aceite de oliva)*

## ELABORACIÓN

Mete las flores en una botella de cristal oscuro. Añade el aceite y déjalo macerar 40 días y 40 noches. Tienes que removerlo cada día. Luego filtra el macerado y listo para su uso.

## NOTA

Se utiliza como bálsamo para escoceduras y quemaduras. Hace que las células se regeneren más rápidamente. No lo apliques en zonas que se expongan al sol, pues puede provocar fotosensibilización.

# CREMA DE ALMENDRAS DULCES (PREVENCIÓN ERITEMA DEL PAÑAL)

## INGREDIENTES

*40 g de aceite de almendras dulces*
*8 g de cera blanca de abejas*
*15 g de agua de rosas*

## ELABORACIÓN

Calienta la cera y el aceite de almendras hasta que se disuelva la cera. Remueve constantemente, añadiéndole gota a gota el agua de rosas, como si se tratara de una mayonesa, para facilitar la emulsión. La crema ha de quedar con una consistencia espesa. Se le aplica al niño cada vez que haya que cambiarle el pañal.

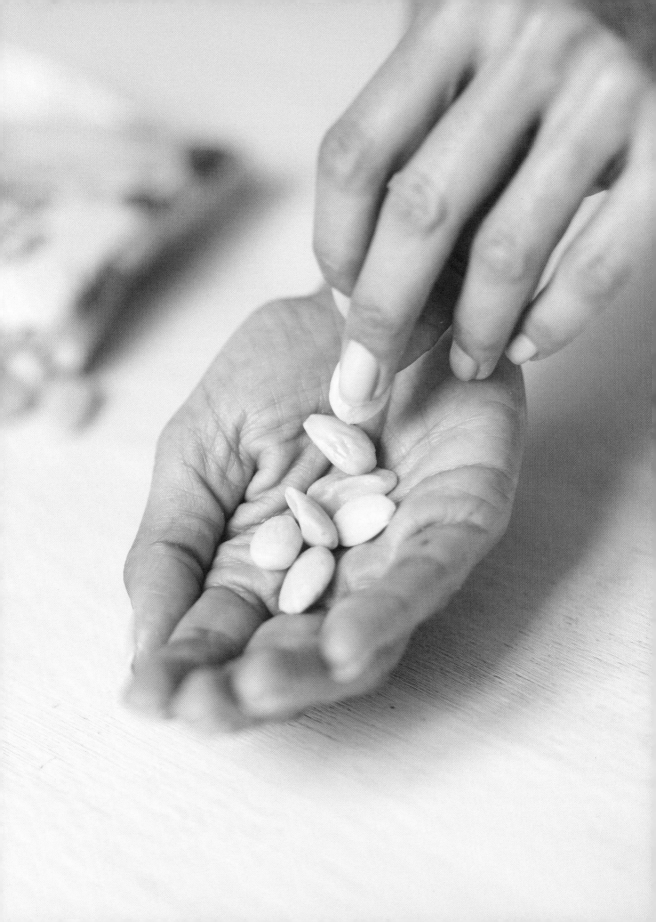

## MANOS

Las manos son una parte del cuerpo muy especial a la hora de cuidarlas porque están expuestas a todo tipo de cosas. Son las que están en contacto con los gérmenes, por lo que hay que hacer un esfuerzo especial para que se mantengan hidratadas y bonitas.

# CREMA DE MANOS

### INGREDIENTES

15 g de aceite de monoï
5 g de manteca de cacao
6 g de cera lanette
10 g de glicerina líquida
2 pizcas de ácido cítrico
2 pizcas de ácido ascórbico
160 ml de agua de hamamelis

### ELABORACIÓN

Por un lado pones a calentar al baño María y a fuego lento el aceite, la manteca y la cera hasta que todo tenga la misma consistencia y lo remueves de vez en cuando. Luego pones a calentar el agua de hamamelis. Mezclas el agua en el cazo de los aceites, la cera y la manteca, pendiente de que ambas cosas tengan la misma temperatura más o menos. Lo bates todo. Después añades la glicerina líquida y los conservantes y vuelves a batir la mezcla unos minutos. Ya está lista para usar.

# MASCARILLA HIDRATANTE PARA LAS MANOS

### INGREDIENTES

25 g de germen de trigo
15 g aceite de girasol
1 cápsula de vitamina E

### ELABORACIÓN

Pon en un cuenco el germen de trigo y el aceite y mézclalo bien. Luego añade la cápsula de vitamina E. Vuelve a mezclar. Aplícatelo con un pincel desde la punta de los dedos hasta el antebrazo. Deja que actúe durante 20 minutos. Puedes ponerte unos guantes de plástico si no tienes tiempo para estar sin hacer nada. Antes de quitártelo, masajéate la zona. Luego retíralo con una gasa o un paño templado.

# CREMA DE MANOS DE MANTECA DE CACAO

### INGREDIENTES

20 g manteca de cacao
Zumo de 1 pepino
3 cucharadas de aceite de almendras

### ELABORACIÓN

Derrite la manteca al baño María y cuando esté disuelta, añade el aceite de almendras y revuelve bien. Después agrega el zumo de pepino sin dejar de remover. Guarda la preparación en un recipiente hermético en el frigorífico veinte minutos. Después de ese tiempo ya está lista para usar.

# HIDRATANTE PARA CUTÍCULAS

### INGREDIENTES

1 cucharada de manteca de karité
1 cucharada de cera de abeja rallada
1 cucharada de aceite de coco
10 gotas de aceite esencial de limón

### ELABORACIÓN

Pon la manteca de karité en una cazuela para calentar al baño María, junto con la cera y el aceite de coco. Retira y añade el aceite esencial. Vierte la mezcla en un tarro y espera a que se enfríe antes de taparlo. Aplícatela a diario con un suave masaje.

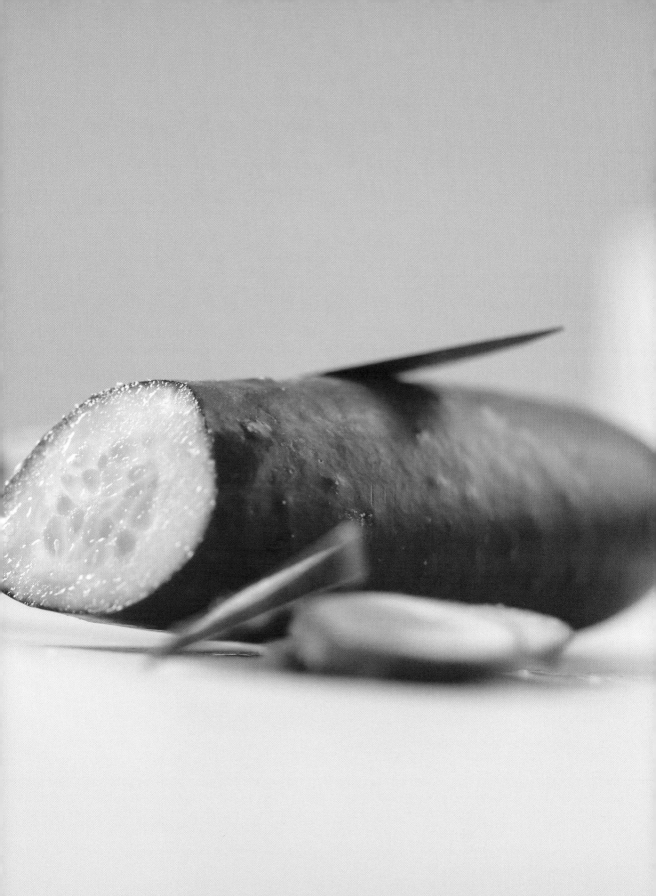

CAPÍTULO 9
# ÚLTIMOS CONSEJOS

Los ingredientes de los que te he hablado para elaborar tu propia cosmética no incluyen los que suelen causar alergias cutáneas (ver los productos de los que intento alejarme). Pero hay que tener en cuenta que esto no garantiza que alguna de las recetas no nos provoquen reacciones alérgicas.

Si tienes alguna duda sobre algún cosmético, pruébalo previamente en la cara interna del antebrazo (esta zona es extremadamente sensible) y en pocos minutos podrás observar si tiene algún efecto negativo.

Te aconsejo que pongas etiquetas a los productos que elaboras para identificarlos por su nombre, saber los ingredientes que llevan y cuándo los preparaste. Así los podrás distinguir sin problema.

La textura de los productos tiene que ser homogénea, ligera y fácil de aplicar.

## PARA RECOLECTAR PLANTAS

Para empezar, hazte con una guía de plantas silvestres para que te familiarices con ellas. A la hora de recolectar, selecciona las que estén lejos de las carreteras y lugares «contaminados». Asegúrate de que no estén en zonas fertilizadas o fumigadas químicamente. Selecciona siempre ejemplares sanos.

Y el último consejo que te doy: sé paciente. Si no te sale el producto esperado a la primera, te saldrá a la segunda o a la tercera. Lo importante es que disfrutes haciéndolo porque así tu cuerpo lo recibirá mejor.

# AGRADECIMIENTOS

Al Herbolario Navarro por su colaboración en la producción de las fotos. Y a Itziar por toda su ayuda.

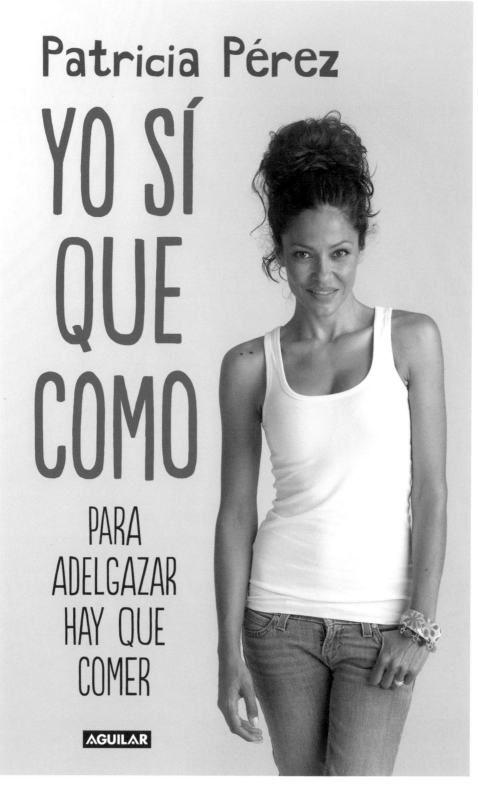

Patricia Pérez

# YO SÍ QUE COMO

PARA
ADELGAZAR
HAY QUE
COMER

**AGUILAR**

7ª edición

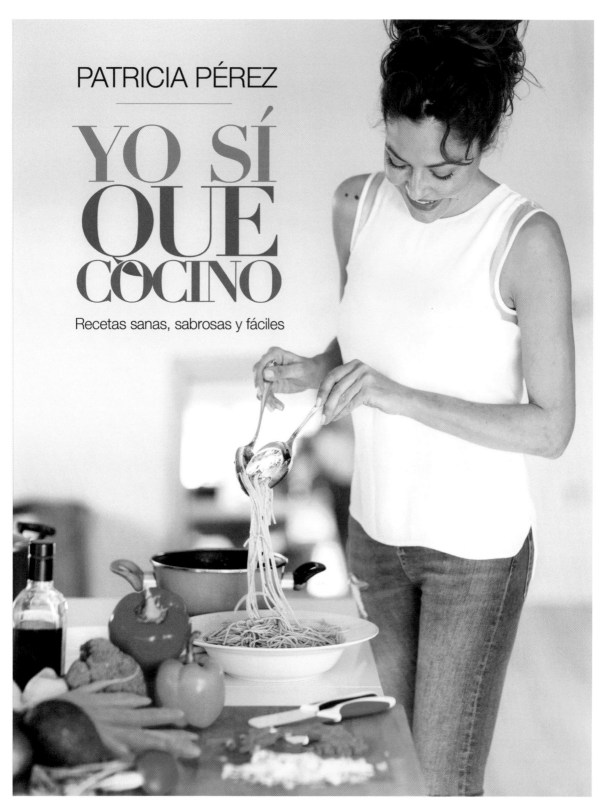

PATRICIA PÉREZ

# YO SÍ QUE COCINO

Recetas sanas, sabrosas y fáciles

2ª edición

Este libro se terminó de imprimir
en el mes de abril de 2016